# COMPTE RENDU

DU

# SERVICE CHIRURGICAL

## DES ENFANTS

## TRAITÉS A L'ANTIQUAILLE

DE 1869 A 1876

PAR

LE D^r M.-A. HORAND,

Chirurgien en chef de l'Antiquaille,
Médecin de l'armée d'Italie,
Lauréat et membre de la Société nationale de médecine de Lyon,
Membre de la Société des sciences médicales de la même ville,
Correspondant de la Société de médecine et de chirurgie pratiques
de Montpellier.

---

LYON
ASSOCIATION TYPOGRAPHIQUE
C. RIOTOR, rue de la Barre, 12

1876

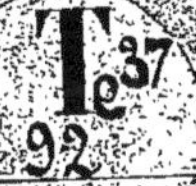

# COMPTE RENDU

DU

# SERVICE CHIRURGICAL DES ENFANTS

TRAITÉS A L'ANTIQUAILLE, DE 1869 A 1876

# COMPTE RENDU

DU

# SERVICE CHIRURGICAL

## DES ENFANTS

## TRAITÉS A L'ANTIQUAILLE

DE 1869 A 1876

PAR


LE Dr M.-A. HORAND,

Chirurgien en chef de l'Antiquaille,
Médecin de l'armée d'Italie,
Lauréat et membre de la Société nationale de médecine de Lyon,
Membre de la Société des sciences médicales de la même ville,
Correspondant de la Société de médecine et de chirurgie pratiques
de Montpellier.





LYON

ASSOCIATION TYPOGRAPHIQUE

C. Riotor, rue de la Barre, 12.

1876

# COMPTE RENDU

DU

# SERVICE CHIRURGICAL DES ENFANTS

## TRAITÉS A L'ANTIQUAILLE, DE 1869 A 1876

---

Messieurs les Administrateurs,

Au moment de quitter le service des enfants de l'Antiquaille que vous m'avez confié pendant sept ans, mon devoir est de vous exposer de quelle manière j'ai pu utiliser, pour l'humanité et la science, les innombrables ressources que j'ai eues entre les mains. J'ai pensé que ce compte rendu vous permettrait d'apprécier, mieux que n'auraient pu le faire des considérations théoriques, la ligne de conduite que j'ai suivie et que je me propose de suivre encore pendant mon majorat.

Le service des enfants, de création récente, est encore peu connu, il mérite pourtant de l'être davantage, car les bonnes conditions hygiéniques qu'y trouvent les malades, la variété des affections que l'on y traite, lui ont donné en peu d'années une importance considérable, et cela malgré les *desiderata* de son installation.

C'est seulement depuis 1858 qu'il a été distrait des deux autres services d'adultes et confié à l'aide-major. Jusqu'à cette époque, les petits garçons étaient traités par le chirurgien-major et les jeunes filles par le médecin des Chazeaux.

Ainsi distribués, les services de l'Antiquaille constituaient une lourde charge pour les chefs de service qui, malgré leur zèle et leur dévoûment, ne pouvaient toujours donner à chaque malade les soins que réclamait leur état de santé. Et cependant, l'aide-major restait privé de service, alors que dans les autres hôpitaux ses collègues entraient immédiatement en fonctions.

M. Gailleton exposa devant l'Administration cette situation; les arguments qu'il fit valoir furent si bien appréciés qu'on lui confia le service des enfants, filles et garçons.

Depuis, ce service s'est progressivement amélioré. Enfin, il lui fallait un complément, je veux dire une consultation gratuite particulièrement réservée aux enfants. Elle existait déjà, mais n'était pas distincte de celle des adultes. C'est mon prédécesseur, M. Dron, qui a eu l'honneur d'inaugurer cette consultation.

Tel qu'il existe aujourd'hui, ce service, confié à l'aide-major, comprend 100 lits pour les jeunes filles et 101 lits pour les garçons, atteints de scrofule, de favus et de diverses maladies cutanées, et en outre 50 lits pour les enfants des deux sexes, affectés d'herpès tonsurant. Tous ces enfants sont âgés de plus de cinq ans, et aucun d'eux ne doit avoir plus de vingt ans.

On conçoit que les enfants traités à l'Antiquaille soient nombreux, étant affectés de maladies si variées. Pendant mes sept années, j'ai traité 3,060 enfants, dont 1,444 garçons et 1,616 filles. Sur ce nombre, 1,210 étaient scrofuleux, 505 atteints de favus, 430 d'impétigo, 219 d'eczéma, 196 d'herpès tonsurant, 129 de psoriasis, 14 affectés de pelade, et les autres de maladies diverses.

Quoique beaucoup de ces enfants soient entrés à une période assez avancée de la cachexie scrofuleuse, quoiqu'ils aient contracté plusieurs fièvres éruptives pendant leur séjour, le nombre des morts ne s'est élevé chez ces 3,060 malades qu'à 102, dont 43 filles et 59 garçons.

La statistique suivante indique quelles ont été les causes des décès :

| CAUSE DES DÉCÈS | Garçons | Filles | Total |
|---|---|---|---|
| Tuberculose pulmonaire | 19 | 16 | 35 |
| Méningite tuberculeuse | 6 | 1 | 7 |
| Méningite cérébro-spinale | 1 | 1 | 2 |
| Pleurésie chronique | 5 | 2 | 7 |
| Pneumonie | 1 | 3 | 4 |
| Diphthérie | 4 | » | 4 |
| Albuminurie | 5 | 5 | 10 |
| Variole | » | 5 | 5 |
| Cachexie scrofuleuse | 3 | 3 | 6 |
| Diarrhée | 2 | » | 2 |
| Embolie probable | 1 | » | 1 |
| Pas d'autopsie | 4 | 2 | 6 |
| Pemphigus aigu | 1 | » | 1 |
| Erysipèle gangréneux | 1 | » | 1 |
| Septicémie | » | 1 | 1 |
| Abcès par congestion | 1 | » | 1 |
| Suppuration prolongée | 1 | » | 1 |
| Tétanos | 1 | » | 1 |
| Tumeur de la glande pituitaire | 1 | » | 1 |
| Hémophilie | 1 | » | 1 |
| Œdème de la glotte | » | 1 | 1 |
| Sarcome de l'œil | » | 1 | 1 |
| Affection cardiaque | 1 | 2 | 3 |
| Totaux | 59 | 43 | 102 |

Soit pour la moyenne : 3,33 °/₀ (garçons, 4,08 °/₀; filles, 2,65 °/₀)

Et pour l'âge moyen des décès : { garçons, 10 ans, 4 mois, 16 jours.<br>filles, 12 2 15

Ces chiffres sont plus éloquents que tous les arguments en faveur des bonnes conditions hygiéniques de l'Antiquaille. En ne comptant que les enfants scrofuleux, on voit que la mortalité est bien inférieure à celle de tel autre centre hospitalier où les mêmes affections, sagement traitées d'ailleurs, ont bien plus souvent une terminaison fatale.

Grâce au nombre considérable de malades que j'ai eu à traiter, il m'a été permis d'étudier chez les enfants, non-seulement la scrofule, mais encore les maladies cutanées. Or, ce sont certains faits relatifs à ces deux ordres de maladie que j'ai cru devoir consigner dans ce compte rendu.

# I.

La scrofule est une affection que l'on observe fréquemment, soit en ville, soit dans les hôpitaux ; elle mérite d'être étudiée avec soin, car il s'agit de rendre la santé à des enfants qui plus tard auront leur place dans la vie civile. C'est sans doute sa fréquence et l'intérêt qui s'attache à son étude qui fait que la scrofule a été l'objet de nombreux travaux à tous les âges de la médecine. Ce serait sortir du cadre de ce travail de vouloir en faire ici une histoire complète, mais les cas que j'ai observés, qui s'élèvent au nombre de 1,210, m'ont fourni l'occasion d'étudier plus particulièrement certains points, et c'est de ceux-là seulement que je désire parler ici.

La scrofule est fréquente chez les enfants de notre ville, et, d'une manière générale, dans tous les grands centres ; mais quoique un peu moins fréquente dans les campagnes, elle n'y fait pas défaut comme on pourrait le croire. En attribuant le développement de la scrofule à la mauvaise santé des parents, santé qu'a pu altérer une vie irrégulière, troublée par les veilles et les passions, il semble que l'enfant de la campagne, vivant d'ailleurs dans une atmosphère plus pure, doit en être exempt.

Si les faits viennent à l'encontre de cette hypothèse, c'est que la scrofule se rattache beaucoup moins à l'*hérédité* qu'on ne le croit généralement. Cette idée paraît contraire à toutes les notions que l'on enseigne aujourd'hui et que l'on trouve énoncées dans les auteurs. Cependant après les investigations les plus minutieuses on est forcé d'admettre que, dans beaucoup de cas, il n'existe aucun antécédent scrofuleux chez les ascendants, et qu'il faut chercher la cause de la scrofule en dehors de l'hérédité proprement dite.

Je ne veux pas dire par là que dans certains cas on ne trouve pas chez le père ou la mère quelque affection spéciale capable d'engendrer la scrofule chez leurs enfants. Je crois, au contraire, qu'il en est assez souvent ainsi. Entre autres, les maladies du foie paraissent exercer une influence sensible. Déjà notre collègue M. Gailleton, dans son Traité des maladies cutanées, a signalé un fait à l'appui de cette opinion (1). Pour moi, j'en ai rencontré plusieurs exemples. Il en est deux surtout que la discrétion médicale m'empêche de relater ici. Ils démontrent jusqu'à l'évidence l'influence de la lésion du foie chez la mère, au moment de la conception, sur le développement ultérieur de la scrofule chez l'enfant.

Parmi les autres causes de cette maladie, je suis convaincu par les faits que j'ai observés que l'âge avancé des parents et la tuberculose chez eux sont aussi des plus importantes.

J'admets donc que la scrofule est le plus souvent acquise, et parmi les causes nombreuses qui peuvent la faire naître, je signalerai en premier lieu l'humidité, puis le refroidissement, les fièvres éruptives, les traumatismes, les mauvaises conditions hygiéniques. Chez beaucoup d'enfants, l'étiologie de la scrofule m'a complètement échappé. J'ai d'ailleurs résumé dans le tableau suivant les causes auxquelles se rattachent un certain nombre des cas qu'il m'a été donné d'observer.

(1) Gailleton, *Traité élémentaire des maladies de la peau*, 1874, page 190.

*Tableau statistique au point de vue de l'étiologie de la scrofule.*

| | | |
|---|---|---|
| Pas de renseignement | | 311 fois |
| Pas de cause appréciable | | 245 |
| Habitation humide | | 125 |
| Refroidissement | | 40 |
| Fièvres | Variole | 14 |
| | Rougeole | 13 |
| | Typhoïde | 4 |
| | Scarlatine | 2 |
| | Érysipèle | 1 |
| | Mal déterminées | 2 |
| Traumatismes divers | | 19 |
| Mauvaises conditions hygiéniques | | 19 |
| Allaitement défectueux | | 4 |

De cette statistique il résulte que dans 311 cas les renseignements faisaient défaut. Dans 245, la cause n'a pu être découverte malgré des recherches attentives. 60 fois seulement l'hérédité a été bien constatée, et dans ces cas le père et la mère sont à peu près aussi souvent signalés comme cause de la scrofule; aucun ne paraît donc jouer un rôle prépondérant; quelquefois tous deux étaient atteints de lésions scrofuleuses ou tuberculeuses. 125 fois le développement de la scrofule a pu être attribué à l'humidité de l'habitation, provenant non-seulement de la pénétration de l'eau dans l'intérieur, mais encore étant le fait d'une construction récente. Ainsi, j'ai vu des enfants devenir scrofuleux pour avoir couché contre une cloison récemment élevée, et dans ces cas l'enfant avait ou une arthrite du coude ou des ganglions suppurés du côté correspondant à la cloison contre laquelle appuyait le lit. Les refroidissements occasionnés, soit par des bains froids prolongés, soit par le fait de marcher nu-pieds, de se mouiller la tête, comme le font souvent les enfants en passant auprès d'une fontaine, soit en s'exposant à un courant d'air après leurs jeux, ou enfin en gardant les pieds mouillés pendant la durée des classes. Tous ces refroidissements divers ont favorisé le développement de la scrofule dans 40 cas.

Les mauvaises conditions hygiéniques tenant, soit à un travail normal exagéré, soit à une nourriture ou un logement insuffisants, ont pu faire naître la scrofule 19 fois seulement.

19 fois aussi divers traumatismes, chutes, coups, entorses ont produit le même résultat.

Enfin, 4 fois j'ai trouvé signalé un allaitement défectueux.

Il est encore d'autres causes qui m'ont paru causer une sensible influence chez les enfants, sinon pour faire naître la scrofule, au moins pour en provoquer les manifestations, car ils y étaient prédisposés, soit par l'hérédité, soit par une hygiène défectueuse : ce sont les pyrexies. J'ai noté à cet égard 14 fois la variole, 13 fois la rougeole, 2 fois la scarlatine, 4 fois la fièvre typhoïde, 2 fois des fièvres mal précisées et 1 fois l'érysipèle, comme ayant été le point de départ des accidents scrofuleux.

On conçoit, d'après cette statistique étiologique, que le pronostic de la scrofule doit varier suivant les causes diverses qui lui ont donné naissance. Les moyens dont dispose la médecine peuvent combattre avec plus de succès une maladie acquise qu'une maladie héréditaire. C'est donc un fait à rechercher tout d'abord, lorsqu'on se trouve en présence d'un enfant scrofuleux.

Quelle que soit son étiologie, la scrofule a la propriété de se manifester par des lésions multiples portant sur les divers systèmes de l'organisme, tels que les ganglions lymphatiques, les os, les yeux, les oreilles. Toutefois il m'a paru intéressant de savoir si, suivant son origine, elle avait un début différent. Or voici ce que le relevé de mes notes m'a appris à cet égard.

*Ordre d'apparition des manifestations de la scrofule suivant l'étiologie.*

| | 1re manifestation : | | 2e manifestation : | |
|---|---|---|---|---|
| Humidité | Adénites | 54 | Adénites | 10 |
| | Ostéites | 37 | Kérato-conjonct. | 5 |
| | Arthrites | 14 | Ostéites | 3 |
| | Kérat. conjonct. | 12 | Arthrites | 1 |
| | Otites | 2 | | |
| | Scrof. cutanées | 2 | | |
| Refroidissement | Adénites | 15 | Adénites | 2 |
| | Kérato-conjonct. | 11 | Kérato-conjonct. | 1 |
| | Ostéo-arthrites | 4 | | |
| | Otites | 1 | | |
| Mauvaise hygiène | Adénites | 7 | Ostéites | 1 |
| | Ostéites | 2 | | |
| | Kérato-conjonct. | 1 | | |
| | Scroful.-cutanées. | 1 | | |
| Allaitement défectueux | Ostéite | 1 | | |
| | Kérato-conjonct. | 1 | | |
| Traumatismes | Ostéites | 24 | Adénites | 1 |
| | Ostéo-arthrites | 17 | Kérato-conjonct. | 1 |
| | Adénites | 1 | | |
| | Scroful.-cutanées. | 1 | | |
| Rougeole | Kérato-conjonct. | 5 | Kérato-conjonct. | 1 |
| | Adénites | 3 | | |
| | Scroful.-cutanées. | 1 | | |
| Variole | Kérato-conjonct. | 7 | Kérato-conjonct. | 2 |
| | Adénites | 3 | Scroful.-cutanées. | 2 |
| | Ostéite | 1 | | |
| | Otites | 1 | | |

Lorsque la scrofule se développe par suite de l'influence de l'humidité, de refroidissements, d'une mauvaise hygiène ou de logement insuffisant, elle se manifeste de préférence tout d'abord par des adénites. A la suite des traumatismes, c'est l'ostéite qui est la première manifestation scrofuleuse, tandis qu'après la rougeole ou la variole les premiers accidents apparaissent ordinairement du côté des yeux. Ces faits ressortent clairement de la statistique ci-dessus.

Lorsqu'on note l'ordre d'apparition des manifestations de la scrofule, sans tenir aucun compte de l'étiologie, on arrive aux conclusions énoncées dans le tableau suivant :

| | GLANDES | YEUX | OS | PEAU | OREILLES | POUM. |
|---|---|---|---|---|---|---|
| 1re manifestation : | 175 | 174 | 98 | 17 | 5 | » |
| 2e manifestation : | 81 | 40 | 47 | 32 | 11 | 1 |
| 3e manifestation : | 5 | 8 | 16 | 18 | 3 | 1 |

Il ressort de cette statistique que la scrofule paraît, en général, se manifester au début par des inflammations de l'œil ou des ganglions lymphatiques, et, si l'on en excepte les cas de traumatisme, elle débute plus rarement par le système osseux et plus rarement encore par la peau ou l'oreille. C'est encore dans l'appareil lymphatique et dans l'organe de la vision que l'on rencontre le plus souvent les deuxièmes manifestations de la maladie. Celles qui n'apparaissent qu'en troisième lieu occupent de préférence les os, la peau et les oreilles. Les organes ou les systèmes successivement frappés par la scrofule sont donc en premier ordre les glandes et les yeux, puis les os et la peau. Les oreilles et les organes parenchymateux sont rarement intéressés dès le début, ils ne sont en général atteints que plus tard.

Toutefois, il est remarquable que la scrofule puisse, dans certains cas, se fixer exclusivement sur un système de l'organisme. Ainsi je l'ai vue frapper uniquement, soit le système ganglionnaire, soit le système osseux, soit même le seul appareil oculaire. Déjà Lebert avait admis la scrofule fixe primitive à laquelle il rattachait certains cas de tumeurs blanches du genou. Mais dans les cas auxquels je fais allusion, il s'agit d'enfants chez qui les ganglions ont suppuré en grand nombre et dans différentes régions, chez eux les os ont été tour à tour envahis par la carie, ou bien les lésions oculaires ont récidivé souvent, intéressant tantôt la conjonctive et tantôt la cornée.

Cette variété de scrofule qui n'atteint qu'un seul système est-elle plus fâcheuse, soit au point de vue de la lésion locale, soit au point de vue de la maladie générale et des accidents ultérieurs ?

A l'égard de la lésion en elle-même, les malades chez lesquels la scrofule épuise en quelque sorte son action sur un seul système, guérissent en général plus facilement ; mais quant à l'influence du système atteint, elle paraît varier. Ainsi l'ostéite conduit plus facilement aux lésions pulmonaires que l'adénite.

Un autre point qui mérite d'être étudié, c'est l'influence des différentes lésions de la scrofule sur la composition du sang des scrofuleux. Malheureusement les moyens d'investigation que nous possédons sont encore d'une application difficile. J'ai souvent compté les globules avec l'appareil de M. Malassez, et je ne suis arrivé à aucun résultat sérieux au point de vue du nombre des globules. Quant à la configuration, et ce point est certainemeut plus important que le nombre, il est impossible de pouvoir faire des études comparatives, la science étant encore à peu près muette sur cette question. Il faudra sans doute longtemps encore avant qu'on puisse différentier le sang d'un scrofuleux de celui d'un syphilitique ou d'un arthritique. Ce que j'ai constaté quelquefois c'est une diminution notable dans le volume du globule rouge.

L'étude de l'urine m'a préoccupé aussi au point de vue, non pas de son analyse complète, mais seulement à l'égard de la quantité, soit du chlorure de sodium, soit du phosphate de chaux qu'elle renferme.

Le dosage du chlorure de sodium m'avait puru utile, les scrofuleux pouvant être rangés, par rapport à la clinique, dans la catégorie des malades, à qui M. Bergeret a donné le nom d'*hypochlorosodiques*. Ce dosage m'a présenté de telles difficultés dans les conditions où j'étais placé qu'après quelques essais j'ai dû y renoncer. Ce n'est pas que l'opération offre au point de vue chimique de grandes difficultés, mais il faut doser le sel des aliments, peser leur quantité, autant de choses presque impossibles dans un service aussi important.

Plus facilement on peut doser le phosphate de chaux en se conformant aux indications fournies par M. Joseph Teissier. Par sa méthode j'ai cherché bien des fois si les scrofuleux étaient atteints ou non de phosphaturie. Ces recherches étaient d'autant plus importantes qu'elles pouvaient jeter une vive lumière sur le pronostic ; M. Teissier ayant voulu établir que chez les anémiques la phosphaturie faisait pressentir la tuberculose. Or, on sait avec quelle facilité se réalisent, chez les scrofuleux, les lésions tuberculeuses. D'après les analyses que j'ai entreprises, et j'ai examiné les urines des malades atteints de lésions diverses, je crois pouvoir affirmer que les urines des scrofuleux ne renferment pas un excès de phosphate de chaux. En est-il de même pour les rachitiques ? la plus ou moins grande quantité de phosphate de chaux que contiennent leurs urines ne pourrait-elle point servir à établir le diagnostic de la scrofule et du rachitisme ? Il ressort, en effet, des recherches faites par Lechmann, Neubaüer, Harley et moi-même que l'urine des rachitiques contient une grande quantité de phosphate de chaux. Dès lors on ne saurait confondre au point de vue clinique ces deux maladies que le seul examen des urines permettra de distinguer. Ce qui n'empêche pas que les scrofuleux deviennent souvent phthisiques, alors que cela est bien plus rare pour les rachitiques. On ne peut donc pas, croyons-nous, chez les sujets affaiblis, conclure de l'absence d'un excès de phosphate de chaux dans l'urine, à l'immunité chez eux de la tuberculose pulmonaire.

J'ai indiqué comment débutent et se succèdent les manifestations scrofuleuses chez l'enfant, je dois dire aussi comment elles finissent.

Il est avéré, dit Bazin, que la plupart des sujets atteints d'affection scrofuleuse dans l'âge adulte succombent aux progrès de la phthisie pulmonaire. Ce pronostic peut être vrai pour l'âge adulte, mais il ne l'est pas assurément pour l'enfance. La guérison de la scrofule, ou du moins de ses manifestations, est la règle à cette période de la vie. Combien j'en ai guéri d'affections scrofuleuses, oculaires, osseuses, ganglionnaires, que j'ai pu revoir bien portants longtemps après ! Malheureusement, il est des cas où les lésions apparaissent avec un caractère tout particulier de malignité ; malgré le traitement le plus actif, elles persistent ; les malades s'affaiblissent, deviennent cachectiques, et les viscères sont intéressés à leur tour ; tantôt c'est une lésion pulmonaire, tantôt une lésion rénale, les viscères autres que les poumons et les reins étant plus rarement atteints. Toutefois, il faut admettre que les lésions pulmonaires emportent le plus grand nombre. Ces lésions sont presque toujours celles de la tuberculose ; on trouve alors des granulations grises sur les plèvres, dans le poumon, sur le péritoine, la capsule splénique, de telle sorte qu'il est impossible de nier que l'on soit en présence de la véritable tuberculose. Il ne faut pas faire de distinction entre les lésions pulmonaires des scrofuleux et des tuberculeux; qu'il y ait des foyers caséeux ou des granulations, la maladie est la même, et Pidoux reproche avec raison aux Allemands d'avoir voulu établir une distinction essentielle entre les granulations et la caséification.

Je devrais m'étendre plus longuement sur les rapports de la scrofulose avec la tuberculose, mais cette question est trop importante pour ne pas en faire l'objet d'une communication spéciale.

Je dirai seulement que sur 1,210 scrofuleux j'ai eu 82 décès, dont 41 reconnaissent pour cause la tuberculose pulmonaire.

Les différentes lésions qui caractérisent la scrofule sont-elles aggravées ou améliorées par les maladies intercurrentes, et celles-ci suivent-elles chez les scrofuleux leur évolution habituelle?

Les fièvres éruptives sont, parmi les maladies intercurrentes, celles que l'on peut le plus souvent observer dans le service des enfants. Ces fièvres qui, ainsi que je l'ai dit, peuvent favoriser l'apparition des accidents scrofuleux lorsque la scrofulose est encore à l'état latent, suivent régulièrement leur marche et ne paraissent en rien modifiées par l'état du sujet quand la scrofule est confirmée. J'ai eu l'occasion de voir 3 varioloïdes, 8 rougeoles, 4 scarlatines, 7 varicelles chez les enfants scrofuleux en traitement, et, dans aucun de ces cas, je n'ai observé de modifications qu'on pût attribuer à la scrofule. Il m'a semblé encore que les lésions scrofuleuses ne s'étaient en rien aggravées ou améliorées à la suite de la maladie éruptive. Tel n'est point l'avis de tous les pathologistes. Un certain nombre ont cru qu'elles pouvaient provoquer une réaction favorable, que l'érysipèle, par exemple, modifiait heureusement le lupus. A mon avis, il n'en est rien. C'est ce que je signalais déjà dans ma thèse en 1865 (1). Il est donc inutile, dans les cas de lupus, de se servir de caustiques arsénicaux, que quelques auteurs ont recommandé précisément parce qu'ils semblent provoquer plus facilement une inflammation érysipélateuse. D'ailleurs, l'érysipèle qui survient chez les scrofuleux, et j'en ai vu un très-grand nombre, a une allure toute spéciale; sa durée est déterminée en général, 5, 7, 9 jours; il se développe par poussées successives annoncées chacune par une élévation subite de la température; il n'est pas contagieux et a toujours une heureuse terminaison.

Cette variété d'érysipèle a été décrite d'une manière trop complète par deux de mes anciens internes, MM. Courbon et Cordier, pour que j'y insiste ici davantage (2). C'est à juste titre qu'ils l'ont considéré comme une scrofulide aiguë. Ainsi envisagé, l'érysipèle des scrofuleux est essentiellement différent de l'érysipèle traumatique et ne doit pas être confondu avec lui.

Les affections pulmonaires de forme aiguë n'empruntent aucune gravité à l'état constitutionnel des enfants scrofuleux. Chez eux, la pneumonie, la pleurésie, la bronchite aiguë, suivent leurs évolutions habituelles, et ce n'est que très-exceptionnellement qu'elles sont suivies de mort.

Quant à la phthisie pulmonaire, elle se montre chez les enfants scrofuleux, ainsi que nous l'avons dit, dans la période ultime de la maladie, et c'est elle qui en précipite le dénoûment.

(1) Horand, *Du lupus*, Montpellier, 1865.

(2) Courbon, *Érysipèle des scrofuleux*. Thèse de Paris, 1872.

Il semble jusqu'à un certain point que les enfants affaiblis par les lésions scrofuleuses doivent être plus facilement que les autres atteints par les maladies régnantes, et en particulier par la fièvre typhoïde; or il n'en est rien. Alors que l'on voyait, en 1874, cette maladie sévir cruellement sur les enfants bien portants du Lycée et de la population lyonnaise, les enfants scrofuleux restaient complètement à l'abri du génie épidémique.

Il est encore un fait qui m'a frappé pendant mon passage dans le service des enfants. C'est, d'une part, le peu de fréquence de la diphthérie chez eux, 4 cas seulement, et l'absence de toute contagion chez les autres enfants du service. Cependant les cas que j'ai observés et qui ont été publiés par M. Cordier (1), alors mon interne, étaient bien des cas de diphthérie et non de diphthéroïde. La température élevée, la présence de l'albumine, les fausses membranes généralisées, les paralysies consécutives, ne laissaient aucun doute sur la nature de l'affection. Le dénoûment fatal est venu lui-même, dans 3 cas, justifier le diagnostic; une seule enfant a guéri par une trachéotomie hardiment pratiquée par M. Beau, alors interne du service. Dans aucun cas, la maladie ne s'est transmise aux autres enfants, et pourtant l'isolement laissait beaucoup à désirer. Elle n'a pas produit non plus d'ophthalmie diphthéritique, et aucune plaie ne s'est reçouverte de fausses membranes. Il ne s'agissait donc pas de cette maladie décrite par M. Boussuge d'après des faits recueillis dans ce même service de l'Antiquaille, et à laquelle il a donné le nom de diphthéroïde; celle-ci, toute locale, fréquente surtout chez les garçons, se manifestait par des ulcérations grisâtres, pul-

(1) In *Lyon Médical*, 1871.

tacées, saignant facilement et ne pouvant pas s'inoculer au porteur. Elle était commune autrefois à l'Antiquaille. En cinq ans, mon collègue M. Dron en avait observé 200 cas ; j'en ai observé moi-même 35 à mes débuts, mais ces dernières années elle a complètement disparu.

J'ai cherché la cause de cette absence de contagion de la diphthérie vraie chez les enfants de mon service, qui tous ont dépassé l'âge de cinq ans. L'explication que je puis donner est sans doute encore prématurée, mais elle me paraît vraisemblable. Elle s'appuie sur des faits que j'ai nombre de fois observés et qu'a constatés comme moi M. Vernhes, de Béziers (1). Les enfants un peu avancés en âge sont rebelles à la diphthérie, parce qu'ils ont été antérieurement malades de la rougeole. Si l'on admet, avec les Allemands, que la diphthérie est une fièvre éruptive des muqueuses, il se pourrait que cette fièvre éruptive ne soit autre chose que la rougeole qui évoluerait sur les muqueuses sous forme de diphthérie. Quoi qu'il en soit, je n'ai jamais vu de diphthérie chez un enfant autrefois atteint par la rougeole. On est ainsi conduit à favoriser chez l'enfant le développement de la rougeole, et il ne faudrait point condamner le médecin qui conseillerait, comme l'a fait M. Vernhes, l'inoculation de la rougeole pendant les épidémies de croup.

Je n'insisterai pas longuement sur le traitement de la scrofule ; cette question m'entraînerait trop loin, et d'ailleurs elle a été l'objet de très-nombreux travaux. Je tiens seulement à bien faire ressortir quels sont les avantages pour les enfants scrofuleux du traitement dans les hôpitaux, et la supériorité de celui-ci sur le traitement à domicile. Cette ques-

(1) *Lyon Médical*, 1870, p. 622.

tion du traitement des maladies chirurgicales des enfants dans les hôpitaux ou à domicile a fait l'objet d'une récente discussion à la Société de chirurgie. Seul, M. Desprès a affirmé la supériorité du traitement à domicile, tandis que MM. Marjolin, Sée, Giraldès et autres ont fait ressortir les avantages incontestables du traitement dans les hôpitaux. Chargé d'un rapport sur cette question, M. Marjolin a conclu formellement à la nécessité de multiplier le nombre des lits dans les hôpitaux d'enfants plutôt que de donner des soins à domicile.

Quiconque, en effet, a observé la classe ouvrière, est bien vite convaincu que les enfants, même bien portants, sont, dans les villes, une lourde charge pour les parents. Sans parler des frais de leur entretien, il est nécessaire d'exercer sur eux une surveillance attentive, qui n'est possible qu'au grand détriment du travail des parents, et cependant l'ouvrier ne vit que par son travail. Que l'enfant tombe malade, les frais de la maladie viennent s'ajouter à la diminution du salaire; la misère arrive, et alors quels soins sont possibles?

Pour l'enfant plus encore que pour l'adulte, des hôpitaux sont nécessaires, où il puisse recevoir les soins que réclame son état. Sous ce rapport, l'Antiquaille laisse peu à désirer. Les enfants y trouvent, avec une bonne nourriture et des soins presque maternels, un air pur dont l'influence ne tarde pas à se faire sentir. C'est surtout sur les plaies, et elles sont nombreuses, puisque les enfants scrofuleux constituent la majorité de cette population, c'est, dis-je, sur les plaies, qu'il est facile de constater les heureux effets de ces bonnes conditions hygiéniques.

Déjà, à propos de l'érysipèle, j'ai dit qu'il ne constituait point, chez les enfants, un accident nosocomial, mais un accident aigu de la scrofule. Il est, du reste, sans gravité, si bien que, dans bon nombre de cas, il n'oblige point les enfants à s'aliter. Ce n'est que dans de très-rares exceptions que je l'ai vu naître autour des plaies; dans ces cas, il s'agissait d'adultes venus du dehors depuis peu de temps, et même alors l'érysipèle ne revêtait pas une forme réellement grave. Un seul malade a succombé à un érysipèle gangréneux; c'était un jeune homme de 20 ans, arrivant de Saint-Étienne, atteint d'ostéites nombreuses, qui avaient déterminé une cachexie très-avancée. La peau, distendue par la sérosité qui infiltrait le tissu cellulaire, était toute préparée à une mortification rapide, même en dehors de tout état inflammatoire. Cette terminaison, à laquelle on n'est pas habitué à l'Antiquaille, m'a donc médiocrement surpris; elle ne saurait modifier en rien ma manière de voir sur la salubrité exceptionnelle de cet hospice.

La septicémie, si meurtrière dans les autres hôpitaux, y est tout à fait inconnue. Aussi les pansements les plus simples sont-ils suffisants. Celui que j'emploie de préférence consiste en un mélange d'eau-de-vie camphrée et d'alcool vulnéraire. C'est aussi de l'eau-de-vie camphrée dont M. Lefort se loue beaucoup; il lui attribue le privilége de passer quelquefois une année sans observer un seul cas d'infection purulente chez les malades de son service (1).

Je n'ai jamais eu recours ni au pansement de Lister, ni au bandage ouaté de M. Guérin. Ce n'est pas que j'aie l'intention de les blâmer, j'aurais été un des premiers à les appliquer l'un ou l'autre, suivant les cas, si j'eusse été placé dans un milieu différent.

(1) *Société de chirurgie*, séance du 26 janvier 1876.

Puisque je parle des pansements, je dois dire aussi quelques mots des *greffes cutanées* et de l'*aspiration continue* appliquées au traitement des plaies.

Lorsque parut le travail de M. Reverdin sur la cicatrisation des plaies au moyen de greffes épidermiques, je conçus l'idée d'utiliser ce mode de traitement chez les scrofuleux. J'essayai donc tout d'abord les greffes épidermiques ; plus tard je tentai la transplantation d'un lambeau cutané. Quelques-unes de mes observations ont été publiées par M. Poncet (1) ; ce sont surtout celles dans lesquelles les greffes épidermiques ont paru favoriser la cicatrisation des plaies. Toutefois, je dois dire d'une manière générale que mes tentatives ne m'ont pas donné les résultats que j'espérais. J'attribue mes insuccès non point à la suppuration, qui était peu abondante, mais à la nature scrofuleuse des plaies, ainsi que je l'ai consigné dans une note reproduite dans le mémoire de M. Marduel (2). Quant aux succès que j'ai obtenus, je les rattache moins aux greffes épidermiques qu'aux soins minutieux avec lesquels les pansements ont été faits.

L'aspiration continue, ainsi que l'a proposé M. Gayet, ne me paraît pas appelée à rendre de grands services chez les scrofuleux. Je l'ai, en effet, appliquée dans un cas d'empyème, et plusieurs fois pour des abcès volumineux, mais je n'en ai jamais retiré aucun bon résultat.

Les *opérations* que j'ai pratiquées sont nombreuses et variées, aussi est-ce à juste titre que le service porte le nom de service chirurgical.

Au début je me servais du bistouri, mais l'expérience m'a bientôt appris qu'il fallait lui préférer, dans la plupart des

(1) Poncet. *Des greffes dermo-épidermiques. (Lyon Médical*, 1871.)

(2) Marduel. *Des greffes cutanées. (Lyon Médical*, 1872.)

cas, le *fer rouge*. Chez les scrofuleux il s'agit, en effet, surtout de modifier la vitalité de leur plaie. Je n'ai jamais eu qu'à me louer de l'emploi du fer rouge ; aussi, dans le lupus, les scrofulides cutanées, m'en suis-je toujours servi, et cela avec un plein succès. Dans les ostéites, soit des phalanges, soit des os de la face, soit des os du pied, du calcanéum, en particulier, j'en ai obtenu également les meilleurs résultats. Ainsi encore dans les ostéo-arthrites, j'ai eu recours à des cautérisations énergiques diversement faites, suivant les indications, et les résultats obtenus ont été souvent heureux au-delà de toute espérance. J'en pourrais citer de nombreux exemples, mais je veux seulement insister ici sur le *pronostic des opérations chez les scrofuleux.*

Cette question est toute nouvelle, elle a été très-longuement discutée, l'année dernière, à la Société de chirurgie, et M. Verneuil, par son important mémoire sur la relation des maladies constitutionnelles avec les traumatismes, lui a donné encore une plus grande actualité.

Pour trancher cette question il faut envisager les opérations pratiquées chez les scrofuleux au point de vue des résultats médiats et immédiats, c'est-à-dire au point de vue de l'opération et de la maladie.

Les enfants scrofuleux, si j'en juge par ce que j'ai observé à l'Antiquaille, supportent d'une manière surprenante les traumatismes même les plus graves. Rarement on observe chez eux la fièvre traumatique, et même il arrive souvent que l'état fébrile causé par la lésion, et qui existait avant l'opération, s'éteint après elle. Dès le lendemain, les petits malades retrouvent l'appétit, ils reprennent leur physionomie souriante, aussi n'ont-ils besoin d'aucune prescription pour leur procurer le sommeil ou amoindrir leur souffrance. La plaie opératoire se cicatrise en général rapidement et l'on voit l'enfant recouvrer promptement les apparences de la santé. A l'un on a supprimé une suppuration ganglionnaire, à l'autre une suppuration osseuse, il n'est donc pas surprenant que le malade se trouve dans les meilleures conditions pour arriver à une guérison rapide.

Telle n'est pas cependant l'opinion de M. Verneuil qui déclare que « le plus souvent, après une résection ou une « amputation, la cicatrisation de la plaie ne se fait pas ou se « fait mal, ou bien encore une récidive a lieu, soit sur le « point même de la première opération, soit sur un autre « point du système osseux ou sur une autre articulation, ou « bien enfin dans les organes internes. D'autres fois on voit « se révéler à la suite de l'opération quelque détermination « morbide locale, latente jusque-là, dans l'organisme et à « laquelle l'opération a donné en quelque sorte un coup de « fouet (1). »

Si je diffère d'opinion avec le savant professeur de Paris, c'est peut-être par ce que j'ai observé chez des enfants. Ils ont le sang plus plastique que les adultes ; et chez eux aussi les réparations s'accomplissent plus vite. Quoi qu'il en soit, mes observations me permettent de dire que les plaies opératoires chez les enfants scrofuleux guérissent aussi rapidement que chez les autres enfants.

A l'appui de mon opinion je peux invoquer également les faits constatés relativement à la consolidation des fractures chez les enfants scrofuleux. Pour John Hunter, Ancell (de Londres) et Eonnet, la scrofule aurait une influence marquée sur les retards de la consolidation. M. Berger (2), à qui j'em-

(1) Société de chirurgie, séance du 16 juin 1875.

(2) Berger. *De l'influence des maladies constitutionnelles sur la marche des lésions traumatiques.* — Paris, 1875.

prunte cette citation, est moins affirmatif; s'appuyant sur l'autorité de Malgaigne, Bérenger-Féraud et Gult, il reconnaît l'impossibilité de traiter cette question comme elle mériterait de l'être. Cette réserve, vu l'insuffisance des documents, laisse entrevoir que M. Berger est peu convaincu de la non-consolidation des fractures chez les scrofuleux. Pour ma part je ne l'admets pas. Durant les sept années que je viens de passsr dans le service des enfants, j'ai eu à traiter trois cas de fracture chez des scrofuleux. Une fille de dix ans présentant tous les attributs de la scrofule : habitus scrofuleux, adénites, kératites, ostéites, se fait, en tombant, une fracture des deux os de l'avant-bras gauche. Malgré sa mauvaise constitution et son indocilité, car la malade sautait à la corde nonobstant son bandage, la consolidation fut complète au bout de vingt-cinq jours. Un petit garçon de six ans, entré à l'Antiquaille pour une ostéo-arthrite du genou droit, un mal de Pott, une otorrhée et une albuminurie, se fracture la jambe gauche en tombant de son lit. Cette fracture se consolide d'une manière parfaite dans le délai ordinaire. Un autre garçon de huit ans, en traitement pour un leucoma double, en tombant de dessus un banc, se fractura les deux os de l'avant-bras gauche. Dans ce cas comme dans les précédents la fracture se consolida rapidement.

Le traumatisme, a-t-on dit, peut réveiller la scrofule. J'ai vu, en effet, des enfants qui tout d'abord n'avaient qu'une simple arthrite du genou, suite d'une chute ou d'un cou, être affectés plus tard d'une tumeur blanche, puis d'autres accidents scrofuleux. Cette opinion est surtout vraie pour les traumatismes articulaires.

Mais quel est en général le pronostic d'une opération chirurgicale sur la santé de l'enfant? L'espoir que promettent les résultats immédiats se réalise-t-il? Je pourrais citer de nombreux exemples qui viennent combattre l'opinion émise par MM. Verneuil et Marjolin, au sujet de la réserve que doivent garder les chirurgiens quand il s'agit d'opérations à pratiquer chez les scrofuleux.

Dans aucun cas je n'ai vu le traumatisme opératoire aggraver l'état des malades ni faire naître d'autres lésions scrofuleuses. Tous n'ont pas guéri assurément, mais dans ces cas la mort ou les accidents consécutifs n'ont pas été la conséquence de l'opération. Souvent les malades atteints de lésions multiples ont vu ces lésions s'amender rapidement à la suite de l'opération. Je citerai entre autres l'exemple d'un enfant de quinze ans atteint de scrofule osseuse, sous forme d'ostéites multiples; il était arrivé à une période d'émaciation extrême. Chez lui l'amputation du pied fut suivie d'une guérison surprenante des diverses ostéites. Le moignon, rapidement cicatrisé, bien conformé, lui permit de marcher à l'aide d'un appareil prothétique et de rentrer dans sa famille. Dans un autre cas, l'enfant atteint d'une carie des os du pied, depuis plusieurs années, était amaigri, toussait et laissait entendre à l'auscultation des craquements au sommet des poumons, preuve évidente d'une tuberculisation commençante. Une cautérisation profonde au fer rouge des os du pied fut suivie d'un amendement dans les symptômes pulmonaires; le pied se cicatrisa et l'enfant reprit les apparences d'une bonne santé. Je me rappelle encore un autre fait qui vient à l'appui de la même opinion. Il s'agissait d'un jeune homme de dix-huit ans, atteint de carie des os du pied, affecté d'une tuberculisation pulmonaire très-avancée. Il n'y avait pas seulement des craquements comme dans le cas précédent, mais des râles caverneux. Depuis plusieurs mois, le malade affaibli était incapable de quitter son lit, si bien que j'osais à peine l'opérer. Cependant je me décidai à pratiquer l'amputation du pied. Malgré la faiblesse extrême du malade, l'opération eut les suites les plus simples ; sous l'influence d'un régime tonique les forces revinrent. Au bout de quelques mois le malade put quitter l'Antiquaille marchant avec une jambe articulée, et reprendre sa profession de cordonnier ; il vécut ainsi pendant trois ans.

Il est donc bien évident pour moi que les opérations, loin d'aggraver l'état des enfants scrofuleux, produisent toujours, sinon la guérison, au moins une amélioration. Ce n'est pas à dire qu'il faille être prodigue d'opérations chez les scrofuleux, non, il faut chez eux, comme chez tous les enfants, faire le plus possible de la chirurgie conservatrice. C'est une illusion que la plupart des chirurgiens ont, au début de leur pratique, de croire que les opérations sanglantes produisent toujours un résultat plus heureux et plus rapide. Cette illusion, je l'ai eue comme les autres. Ainsi dans les cas d'ostéites des métatarsiens, l'ablation de l'os malade me paraissait indiquée, mais voyant bientôt que le résultat ne répondait pas à mes espérances, j'ai dû y renoncer. Mes jeunes opérés s'éternisaient dans le service, alors que d'autres enfants atteints des mêmes lésions guérissaient beaucoup plus rapidement par de simples cautérisations au fer rouge. Quelle opération sanglante peut donner un plus brillant résultat dans les cas d'ostéite des phalanges que celui qu'on obtient par la cautérisation ?

Je ne saurais le dire assez haut, le fer rouge produit chez les scrofuleux des résultats inespérés.

Le point capital dans la chirurgie des enfants scrofuleux

consiste, étant donnée une lésion pathologique, à choisir toujours l'opération qui exposera à la suppuration de plus courte durée. Cette opinion que je ne formule pas le premier me paraît juste. Aussi je pense avec M. Verneuil que les résections des grandes articulations ne sont pas indiquées chez les scrofuleux. Deux résections, l'une du coude, l'autre de l'épaule, pratiquées par deux de mes collègues, et que j'ai soignées dans mon service, ont contribué à me faire renoncer à cette opération.

Ce que redoutent les partisans de la non-intervention chez les scrofuleux, ce sont les récidives ou les manifestations sur les organes internes. Envisagées chez les enfants, les récidives n'existent pas à proprement parler. Les moignons s'ulcèrent rarement, les ostéites, une fois guéries, la cicatrisation persiste. Mais ce que l'on voit chez eux ce sont d'autres manifestations de la scrofule, soit sur les systèmes osseux, ganglionnaires, cutanés, épargnés jusqu'alors, soit sur les organes internes. Ces nouvelles manifestations ne sont en rien la conséquence de l'opération et ne sauraient la faire regretter, car, ainsi que je l'ai dit, elle peut, dans bon nombre de cas et même dans ceux-là, avoir une heureuse influence sur les lésions qui existent ou se préparent. En opérant les enfants scrofuleux on les place dans les meilleures conditions de guérison. En résumé, chaque fois qu'il m'est possible d'employer le fer rouge, je l'emploie; c'est seulement quand plusieurs cautérisations ont été infructueuses, quand la suppuration est très-abondante, quand la vie est menacée que je me décide à une opération radicale. Celle-ci, pratiquée à une période avancée de la scrofule, peut encore donner d'heureux résultats. C'est d'ailleurs la seule chance qui reste pour prolonger l'existence du malade.

Parmi les nombreux scrofuleux qui ont été confiés à mes soins, il en est un certain nombre qui m'ont frappé par l'ensemble des lésions dont ils étaient atteints. Chez eux on constatait des accidents siégeant principalement au niveau de la région naso-pharyngienne. Bien que tous soient entrés dans mon service comme scrofuleux, bien qu'ils aient été jugés tels par des confrères de grande valeur, je me suis demandé si ces accidents de forme et de siége identiques n'étaient pas de nature syphilitique, plutôt que scrofuleuse ; ils coïncidaient quelquefois avec ces lésions oculaires et dentaires sur lesquelles Hutchinson a attiré l'attention et qu'il considère comme syphilitiques. Je fus naturellement conduit, pour juger le diagnostic, à employer l'iodure de potassium à hautes doses. Mes prévisions se sont pleinement réalisées. Ces malades ont guéri d'une manière remarquable par l'usage de ce médicament, de telle sorte que je n'ai pas hésité à rattacher ces lésions à la syphilis, je les ai qualifiées du nom déjà connu d'*accidents syphilitiques héréditaires tardifs*, quoique le plus souvent je n'aie pu trouver de manifestations syphilitiques avérées chez les parents. Mes observations sont nombreuses, et si je m'abstiens d'en citer ici quelques-unes, c'est qu'elles ont été publiées dans la thèse remarquable d'un de mes anciens internes, M. Chaboux (1). J'espère que la manière brillante avec laquelle il a exposé et soutenu mes idées attirera l'attention sur ces faits qui méritent d'être connus de tous. On évitera ainsi des erreurs de diagnostic préjudiciables aux malades. Car, pendant qu'ils sont soumis au traitement anti-strumeux, voire même à l'action si puissante des bains de mer, des lésions irréparables se produisent, lésions

(1) Chaboux, *Des lésions naso-pharyngiennes qu'on doit rattacher à la syphilis*. — Thèse de Paris, 1875.

que l'iodure de potassium à haute dose eût bientôt arrêtées dans leur marche envahissante.

## II.

En parlant des scrofuleux, j'ai peu insisté sur les affections cutanées que l'on rencontre chez eux. C'est qu'en effet ces affections sont rares chez ces malades, quoique telle ne soit pas l'opinion de beaucoup d'auteurs. Les scrofuleux sont atteints d'affections cutanées, il est vrai, mais le plus souvent ces affections, loin d'avoir pour cause la scrofule, se rattachent à une étiologie bien différente; ce sont généralement des affections parasitaires que l'on observe et qui dès lors n'offrent aucun caractère particulier.

Les causes principales des maladies cutanées chez les enfants sont, ou les *parasites*, ou la *dartre*. Les *émotions morales* vives peuvent encore faire naître, chez eux mieux encore que chez l'adulte, des éruptions cutanées ; mais dans ces cas il faut admettre une prédisposition spéciale qui peut être la maladie dartreuse à l'état latent.

C'est à tort que certains dermatologistes, dont je me plais du reste à reconnaître toute la valeur, ont discuté ou nié l'existence de la dartre. Cette maladie, si bien définie par Hardy, se manifeste par des faits tellement évidents qu'on ne saurait la contester. Elle est héréditaire, il me serait facile d'en rapporter des exemples en prenant pour type le psoriasis; elle peut atteindre successivement différents organes et divers systèmes. Combien de malades, après avoir vu disparaître une affection cutanée, ont été affectés les uns de bronchite, les autres de dyspepsie, suivant la variété de maladie cutanée, eczéma ou psoriasis, dont ils étaient atteints. Je ne veux citer qu'un seul fait parce qu'il me paraît concluant. Un homme jeune et vigoureux, atteint d'un psoriasis discret, et jouissant d'ailleurs d'une parfaite santé, fut pris un jour de malaises mal définis, céphalalgie, embarras gastrique, névralgie lombo-abdominale, puis il se mit à tousser. En l'examinant alors, je constatai la disparition complète du psoriasis. Les malaises s'aggravèrent, si bien que le malade eut un jour un vomissement de sang et de pus à la suite d'un accès de toux. L'auscultation permit de rattacher cette vomique à un abcès de la base du poumon gauche. Peu de temps après, je vis, à ma grande satisfaction, réapparaître le psoriasis. Dès lors cet homme, si gravement malade, arriva rapidement à une guérison complète.

Sans insister davantage, je dirai qu'il n'est point rare de voir succomber à une lésion viscérale des malades récemment délivrés de leur affection cutanée. J'ai vu, entre autres, un homme et une femme, guéris depuis peu d'un eczéma longtemps persistant, mourir de cachexie, l'un avec une lésion hépatique, l'autre avec une énorme hypertrophie de la rate. Je pourrais citer aussi l'exemple d'un jeune homme entré dans mon service pour un psoriasis généralisé, qui disparut très-rapidement; une pleurésie chronique survint et fut suivie d'une arthrite du genou, d'une otorrhée double, et enfin d'une pneumonie caséeuse qui emporta le malade. Et pourtant rien dans ses antécédents personnels ou héréditaires ne faisait prévoir une si fatale terminaison.

Je ne veux point parler ici d'autres causes, qui, chez l'adulte, jouent assurément un grand rôle dans l'étiologie des maladies cutanées, mais qui ont chez l'enfant une moindre importance. L'arthritis, si l'on comprend sous ce nom la seule diathèse urique, l'arthritis est fort rare dans le premier âge de la vie. La diathèse rhumatismale est plus fréquente. C'est à elle, bien plus qu'à la diathèse scrofuleuse, qu'il faut rattacher les engelures si fréquentes chez les enfants. Notre collègue M. Perroud a démontré qu'il en était ainsi chez les adultes, je puis ajouter qu'il en est de même chez les enfants; car j'ai rarement vu d'engelures chez les jeunes malades de mon service atteints de manifestations strumeuses.

Quant à la syphilis, elle peut, chez l'enfant comme chez l'adulte, donner naissance à des éruptions cutanées de nature spéciale, mais elles sont relativement assez rares et leur description ne rentre pas dans le cadre de ce travail.

Puisque la dartre est, avec les parasites, la cause principale des affections cutanées chez les enfants, son étude est pleine d'intérêt. Une question se pose de prime abord : la dartre se transmet-elle par hérédité? Les faits que l'on invoque sont aujourd'hui si nombreux qu'il ne semble plus permis de conserver aucun doute à cet égard. A chaque instant en effet les parents eux-mêmes déclarent spontanément au médecin que des membres de la famille ont été jadis, ou sont encore atteints de dartre. Il serait superflu d'en citer des exemples.

Toutefois, faut-il chercher comment s'accomplit cette transmission par hérédité. La dartre se manifeste-t-elle chez l'enfant indifféremment sous forme sèche ou humide, comme elle existait chez les parents ? J'ai admis l'hérédité pour la dartre, mais il y a peut être une distinction à établir à ce point de vue entre la dartre sèche et la dartre humide. Je ne citerai à l'égard du psoriasis que le fait suivant, pris parmi un grand nombre, car il est tout à fait convaincant. Il s'agit d'un garçon de neuf ans, habitant à Lyon le quartier Saint-Just, présentant d'ailleurs tous les attributs d'une bonne santé, et affecté d'un psoriasis depuis un an et demi. Cette affection cutanée est des plus caractéristiques, elle a pour siége les coudes, les jambes, les avant-bras et le dos des mains. Sa sœur, âgée de vingt ans, est indemne de toute maladie de la peau, mais sa mère est atteinte de psoriasis, sa tante, c'est-à-dire la sœur de sa mère, est affectée de la même maladie, ainsi que son fils âgé de vingt-un ans. L'une et l'autre ont hérité de cette maladie de leur mère à qui sa mère l'avait également transmise. J'ajouterai que l'hérédité a cependant épargné une tante maternelle du jeune malade, ainsi que ses deux enfants qui ont échappé à cette triste influence.

S'il est prouvé par de nombreux exemples que le psoriasis peut se transmettre des parents aux enfants, il n'en est peut-être pas de même, selon moi, pour la dartre humide, c'est-à-dire pour l'eczéma. J'ai pu observer déjà, soit dans les hôpitaux, soit dans ma clientèle particulière, un nombre relativement considérable de malades, enfants ou adultes, atteints d'eczéma et, dans aucun cas, il ne m'a été possible de retrouver chez leurs parents une affection cutanée semblable. Telle n'est pas l'opinion de certains auteurs. Pour Gibert (1) l'eczéma est

(1) Gibert, *Traité des maladies de la peau*, p. 22.

héréditaire. Pour Hardy (1) c'est l'hérédité qui en est la cause par excellence. Rayer (2), partisan également de l'hérédité, raconte que Levain a accouché une femme atteinte d'eczéma généralisé dont l'enfant fut lui-même affecté d'eczéma deux jours après sa naissance. Devergie (3) admet que l'on peut hériter sinon de l'affection eczémateuse, au moins de l'organisation qui en favorise le développement. C'est à cette opinion qu'il faut, je crois, se rattacher. Quant à Hebra (4), il nie la transmission héréditaire de l'eczéma.

J'ajouterai qu'une affection acquise peut se transmettre aux descendants. Il en est ainsi, du moins, pour le psoriasis ; en voici un exemple :

Une jeune fille de douze ans entre à l'Antiquaille pour un psoriasis de la face et des membres ; elle porte cette affection depuis cinq ans. C'est sa mère qui la lui a transmise. Celle-ci, qui ne présentait aucun antécédent héréditaire, avait vu se développer sa maladie à la suite d'une violente frayeur ; au moment où elle allaitait son enfant, elle était malade encore.

L'influence de l'hérédité étant admise, quelles sont les causes déterminantes qui peuvent provoquer l'éclosion de la manifestation cutanée ?

Le plus souvent, il faut bien le reconnaître, elle apparaît sans cause appréciable. D'autres fois, pour faire naître l'éruption, il suffit, soit d'une irritation de la peau produite par les acares ou les poux, soit d'un trouble du système nerveux central déterminé par une émotion morale ou d'une excita-

(1) Hardy, *Leçons sur les maladies dartreuses*, p. 121.

(2) Rayer, *Traité des maladies de la peau*, p. 400.

(3) Devergie, *Traité des maladies de la peau*, p. 130.

(4) Hebra, *Traité des maladies de la peau*, traduit par Doyon, p. 553.

des nerfs périphériques occasionnée par la dentition, par exemple.

Toutefois une opinion nouvelle tend à se faire jour en dermatologie et a donné naissance dans ces derniers temps à des recherches intéressantes. Je veux parler de l'inoculabilité des maladies de la peau. On conçoit de suite l'importance de ce fait qui laisse entrevoir des horizons nouveaux dans l'étude des affections cutanées.

Jusqu'à notre époque on avait constaté l'inoculabilité de certaines affections cutanées, les unes parasitaires, les autres virulentes, mais pour les dartres on n'avait rien observé de semblable. Aussi dans les cas nombreux où le médecin était interrogé sur la transmission par contact, soit de l'eczéma, soit du psoriasis, il n'hésitait pas à répondre que jamais ces affections ne pouvaient se transmettre de cette manière. Aujourd'hui certains faits font planer quelques doutes dans l'esprit, et il est nécessaire d'envisager cette question d'une manière plus sérieuse.

Vidal, médecin de l'hôpital Saint-Louis, est le premier qui, en 1872-1873, dans les *Annales de dermatologie et de syphiligraphie*, ait fait connaître l'inoculabilité des pustules d'ecthyma. Il a démontré que le contenu de ces pustules était inoculable au porteur et que son activité diminuait par des inoculations successives. « Son pouvoir cesse, dit-il, à la troisième ou quatrième génération. » Dès 1846, Vidal avait vu son chef de service, Frédéric Leclerc (de Tours), inoculer avec succès le pus de cet ecthyma que l'on observe chez les malades atteints de fièvre typhoïde. Approfondissant davantage cette question, Douaud (de Bordeaux) entreprit de nouvelles expériences sur l'inoculabilité des diverses lésions de la peau. Le résultat fut communiqué à la Société de médecine et de chirurgie de Bordeaux en janvier 1875. Il résulte de ces recherches que l'herpès est inoculable à l'homme sain et au porteur. Pour l'eczéma, les inoculations ont toujours été négatives sur l'homme bien portant ; il en est de même du zona et du pemphigus inoculé, soit par Hervieux, soit par moi-même. Enfin, Douaud a tenté d'inoculer l'ecthyma à l'homme sain, mais sans succès.

Ces questions étaient trop importantes pour ne pas m'intéresser, aussi ai-je entrepris quelques recherches à cet égard. Et d'abord l'ecthyma est bien auto-inoculable. Ainsi, chez un jeune garçon atteint d'ecthyma cachectique des jambes, j'ai vu chaque inoculation être suivie de succès, que le pus ait été pris, soit dans la pustule primitive, soit dans les pustules d'inoculation. Cet ecthyma inoculé à un sujet sain a donné encore un résultat positif.

L'herpès labialis inoculé au porteur n'a produit que de petites vésico-pustules qui se sont rapidement desséchées sans avoir, à aucune époque, présenté les caractères de la vésicule de l'herpès.

L'impétigo aigu, celui qu'a si bien décrit Guibout dans ses cliniques, celui qu'on a si justement nommé *mélitagre,* s'inocule facilement au porteur. Plusieurs fois j'ai répété cette expérience, en faisant de simples piqûres ou des éraillures avec la pointe de l'épingle ou du bistouri chargés de ce liquide, et presque toujours j'ai vu apparaître de véritables pustules d'impétigo; il y a eu même chez une malade une sorte de généralisation de l'éruption dans le voisinage de l'inoculation. La marche de ces vésico-pustules est la suivante : dès le premier jour apparaît de l'érythème, puis la couche cornée se soulève et il se produit une vésicule remplie d'un liquide trouble. Cette vésico-pustule acquiert le volume d'une grosse tête d'épingle. Son liquide devient purulent, jaunâtre, l'enveloppe se déchire, et par dessiccation du liquide il se forme des croûtes jaunâtres qui tombent le huitième jour, sans laisser de cicatrices. Dans toutes ces expériences, j'ai fait comparativement sur le membre du côté opposé des piqûres ou des éraillures avec le même instrument non encore imprégné de pus, et je n'ai jamais obtenu qu'une petite croûte noirâtre formée de sang desséché. Dans un cas, j'ai vu à la suite de la seconde réinoculation faite sur le malade lui-même apparaître, non plus des vésico-pustules, mais de véritables pustules profondes d'ecthyma dont la cicatrisation ne s'est opérée qu'avec difficulté.

A diverses reprises, j'ai tenté l'inoculation de l'eczéma, mais toujours sans succès. Aussi ne sais-je comment expliquer ce fait signalé par Levain, où il s'agit d'une femme qui aurait contracté un eczéma aigu de la vulve en ayant des rapports avec son mari affecté d'un eczéma du scrotum (1).

Comme le démontrent ces recherches, l'inoculabilité des affections cutanées, qui promettait de si brillants résultats, n'a jusqu'à ce jour qu'une importance assez restreinte. A part l'ecthyma, qui donne naissance à une pustule identique et l'impétigo aigu qui par réinoculation peut faire naître une pustule ecthymateuse type, les autres affections ne produisent que des éruptions qui tendent à avorter. Comme je le dirai plus loin, il n'en est pas de même des affections parasitaires.

Si les affections cutanées ne sont pas en général inoculables, si elles reconnaissent pour cause le vice dartreux, leur traitement doit se baser sur des indications spéciales. Je ne veux parler ici que de quelques-unes, de celles qui m'ont le plus frappé et que je considère comme incontestables.

(1) Rayer, *Traité des maladies de la peau*, 2e édition, tome Ier, p. 400.

Lorsqu'un malade atteint d'une affection cutanée se présente au médecin, il lui demande, au moins dans la saison d'été, si le traitement thermal est indiqué, et dans ce cas quelles sont les stations qui lui conviennent plus particulièrement : Uriage et Louèche ont souvent la préférence. Or, à mon avis, ce n'est pas toujours sans inconvénient que l'on fait suivre à un dartreux un traitement thermal. Ainsi l'eczéma, loin d'être amélioré par les bains, surtout par les bains d'eaux sulfureuses, est souvent aggravé. L'eczéma a horreur de l'eau, si je puis m'exprimer ainsi. Il m'est arrivé souvent de guérir des malades traités sans succès par des confrères d'ailleurs très-distingués, précisément parce que je supprimais les bains qu'ils avaient conseillés. J'ai vu souvent des eczémas de la face ou des mains persister aussi longtemps que les malades continuaient à se servir de l'eau pour se laver.

On conçoit du reste qu'il doive en être ainsi lorsqu'on songe que dans l'eczéma le corps muqueux de Malpighi se trouve à nu par la destruction de la couche cornée. L'eau produit la macération des débris épidermiques qui existent encore çà et là, elle enlève les lamelles formées par la dessiccation du liquide eczémateux, lamelles qui constituent un vernis protecteur et permettent la reproduction de nouvelles couches cornées. Les malades eczémateux sont unanimes à reconnaître qu'ils sont soulagés pendant leur séjour dans le bain, mais qu'au sortir ils éprouvent de la cuisson et de vives douleurs. Il n'est même pas rare de voir un eczéma local se généraliser sous l'influence des bains.

Si, pour les raisons que je viens de brièvement indiquer, l'eau est contre-indiquée dans l'eczéma, on peut en dire autant et, à plus juste titre encore, de l'eau sulfureuse, car celle-ci a par son alcalinité une tendance plus manifeste à dissoudre la couche cornée et les corps gras qui protégent le corps muqueux.

La base du traitement de l'eczéma consiste dans l'usage à l'intérieur de principes capables de tonifier les sujets malades, et parmi eux, je citerai le phosphate de chaux, soit seul, soit associé au fer, suivant que le malade est atteint ou non de chlorose ou d'anémie. Ce traitement, conseillé pour la première fois par Küss, est basé sur cette idée théorique que chez les eczémateux la peau renferme dans sa composition une quantité moindre de phosphate de chaux. Cette idée est-elle exacte ? Les recherches expérimentales ne l'ont pas assez démontré ; les urines paraissent renfermer dans cette affection une quantité à peu près normale de phosphate de chaux. Quoi qu'il en soit, et que le phosphate de chaux agisse directement sur la couche cornée comme le prétend Küss, ou qu'il modifie simplement l'état général, les faits cliniques sont là pour démontrer qu'il rend les plus grands services. Ce n'est pas à dire qu'il faille négliger le traitement local qui s'adresse, soit à l'eczéma lui-même, soit à la cause qui en a favorisé le développement. De toutes les pommades, celles à base mercurielle (calomel) m'ont paru préférables. Les préparations de cette nature produisent d'ailleurs d'heureux résultats dans toutes les affections de l'épiderme. Quant à l'enveloppement avec la toile caoutchouquée, ainsi que cela a été recommandé dans ces dernières années, son principal effet dans l'eczéma est de déterger les parties malades, mieux, il est vrai, que ne le feraient les cataplasmes ; mais il ne faudrait pas compter sur ce moyen pour obtenir la guérison.

Les bains si nuisibles dans l'eczéma sont-ils également contre-indiqués dans le psoriasis ? A ne considérer que la nature histologique de cette affection, on comprend *à priori* qu'il ne doive pas en être ainsi. Dans le psoriasis, en effet, on est en présence d'une hyperplasie de la couche cornée, provoquée elle-même par une hypertrophie de la couche papillaire. Cette formation épithéliale s'accomplit avec une telle rapidité que les cellules se détachent avant d'avoir suivi leur évolution physiologique, car les histologistes ont démontré que les squammes du psoriasis sont des cellules cornées encore jeunes qui emprisonnent de l'air et sont agglutinées par de la sérosité plastique. Les bains qui ont pour effet de ramollir les squammes, d'en favoriser la chute et de restituer ainsi à la peau son aspect normal, ne peuvent que rendre de très-grands services. Mais ce traitement est insuffisant, même comme on le pratique à Louèche, où les bains sont de longue durée. L'affection cutanée ne tarde pas à reparaître après le retour des eaux, et la récidive n'est pas moins grave que la première atteinte; il n'y pas de guérison. Il faut, pour l'obtenir, modifier d'une manière plus profonde la nutrition de la peau, et pour cela s'adresser à un médicament spécial, l'arsenic.

Administré suivant les principes posés par Hunt, Gailleton et autres, l'arsenic donne des résultats vraiment surprenants dans les cas de psoriasis. Chez les enfants comme chez les adultes ce médicament agit favorablement, et on peut sans danger en administrer des doses relativement très-élevées. Ce n'est même qu'avec de hautes doses, 20 à 30 gouttes de liqueur de Fowler, que l'on voit la maladie s'amender en même temps que se manifestent les phénomènes physiologiques du médicament. Dès lors les plaques de psoriasis s'affaissent et brunissent, les squammes tombent en se fragmentant; les malades perdent l'appétit, la langue blanchit, et il survient même parfois des vomissements alimentaires. Rarement on observe chez les enfants ces conjonctives et ces exanthèmes arsenicaux assez fréquents chez l'adulte. Sur 129 cas de psoriasis que j'ai soumis au traitement arsenical, j'ai vu pour toute éruption un léger érythème du cou et des mains, et seulement chez deux ou trois malades.

Le traitement arsenical guérit le psoriasis, mais il n'empêche pas toujours la récidive ; il est même rare de rencontrer des malades qui ne présentent pas de nouvelles récidives durant les années suivantes. Les quelques exemples de guérison définitive que j'ai obtenus ont tous trait à des psoriasis survenus sous l'influence d'une vive émotion morale.

Employé seul, le traitement arsenical me paraît préférable, comme le pense Devergie, qu'associé à la médication externe. Les bains et les pommades modifient la peau de telle façon qu'il est difficile de se rendre un compte exact de l'effet produit par la préparation arsenicale. C'est seulement quand celle-ci commence à agir que j'ai recours au traitement externe; c'est alors que les bains et les pommades ont un effet utile; c'est alors aussi que je conseille la médication thermale.

Il est une maladie cutanée qui déjà, pendant mon internat dans les hôpitaux, avait particulièrement attiré mon attention et qui, depuis lors n'a cessé de me préoccuper, je veux parler du *lupus*. Son étiologie obscure, sa marche envahissante, sa ténacité, devaient exciter l'intérêt de tous. Malgré de nombreux travaux, il existe encore de très-grandes divergences.

En 1865, je soutenais que cette affection cutanée est une néoplasie, et je voulais dire par là qu'elle est constituée par un tissu de nouvelle formation qui, dans sa marche envahissante, détruit les tissus sains. Cette opinion est exacte et on ne m'opposa pas d'objection sérieuse, car je ne puis considérer comme telle, celle de l'un de mes juges, qui me disait que le lupus ne pouvait être une néoplasie parce qu'on n'en connaissait pas le spécifique. Depuis cette époque, les travaux français et étrangers sont venus corroborer l'opinion que j'avais exprimée; ils ont démontré aussi ce que j'avais le premier signalé, que le lupus peut se transformer sur place en cancer épithélial.

J'hésitais alors entre le bistouri et les divers caustiques tour à tour recommandés; aujourd'hui mon expérience me permet de préconiser la cautérisation au fer rouge. Chaque jour je fais constater aux élèves les surprenants résultats que donne un pareil traitement. Ce moyen, dont il faut user largement, qu'on doit répéter aussi souvent qu'il est nécessaire, est infiniment préférable à tous les caustiques que l'on a successivement préconisés; je n'en excepte ni le chlorure d'or, ni le nitrate d'argent, ni la potasse, qui ont eu leur jour de gloire, même à l'hospice de l'Antiquaille.

Ce traitement local, quelque puissant qu'il soit, n'exclut pas cependant un traitement général, qu'il faut approprier toujours à l'état du malade. Dans les cas où le sujet jouit d'une bonne santé et ne présente aucune manifestation morbide autre que le lupus, la cautérisation peut être exclusivement employée. Je n'ignore pas que Bazin et son école ont conseillé l'huile de foie de morue à haute dose, employée seule ou associée à l'iodure de fer; mais, à mon avis, les effets d'un tel traitement ont été fort exagérés; par ma propre expérience, j'ai pu me convaincre que si l'association de l'huile de foie de morue et de l'iodure de fer produit parfois une amélioration, on ne saurait en élever la dose sans provoquer de graves troubles digestifs, qu'on ne saurait non plus en prolonger longtemps l'usage sans produire, non la pléthore sanguine, mais l'anémie. Ceci n'est point surprenant, car notre collègue M. Perroud a démontré que l'usage abusif des aliments gras peut provoquer la stéatose des organes parenchymateux. Je dois donc le répéter, la cautérisation au fer rouge constitue pour le lupus le traitement par excellence, la médication interne ne joue qu'un rôle parfois insignifiant et toujours secondaire.

J'arrive à une seconde classe de maladies cutanées dont la nature est moins obscure, car elles reconnaissent pour cause la présence d'un parasite d'origine animale ou végétale.

Je ne parlerai de la gale, qui ne présente en elle-même aucune particularité propre à l'enfant, que pour signaler une *anasarque* sans albuminurie, que l'on voit chez lui succéder assez souvent à cette affection parasitaire. Cette anasarque doit être, à mon avis, attribuée aux refroidissements contractés au sortir du bain; en faveur de cette manière de voir, je puis invoquer les heureux effets de la sudation. Chez les enfants aussi, plus souvent que chez les adultes, la gale peut être l'origine d'une éruption eczémateuse, qui souvent, persiste encore, alors que le parasite a depuis longtemps disparu. Il ressort aussi de ce fait, qu'il suffit d'une cause irritante externe pour provoquer l'apparition de l'eczéma, ce qui n'existe pas pour le psoriasis.

A côté de la gale, je dois placer une maladie de la peau encore mal définie, nommée *strophulus* par les uns, *prurigo lichénoïde* par les autres, et fréquente chez l'enfant. Elle est caractérisée par des papules de prurigo, avec épaississement et induration de la peau, par de petits abcès sous-épidermiques, et même par de petites pustules accompagnées d'un prurit intense. En présence de tels symptômes, on pense tout d'abord à la gale, et pourtant l'acare n'en est point la cause. C'est ordinairement à la présence de pediculi, et surtout au défaut de soins hygiéniques, qu'il faut en attribuer l'origine. Aussi la guérison en est-elle souvent rapide ; l'affection disparaît par le simple séjour de l'enfant dans l'hospice, où il trouve réunies les meilleures conditions d'hygiène et de propreté. Toutefois, dans quelques cas, les récidives sont si fréquentes et l'affection a une telle ténacité, qu'on est forcé d'admettre que la cause externe n'a fait que réveiller le vice dartreux chez ces enfants qui, généralement, ne sont point scrofuleux.

J'ai rencontré assez souvent chez les enfants, surtout chez les petites filles atteintes d'herpès tonsurant, sans que cette teigne ait aucun rapport avec elles, de petites pustules d'acné siégeant surtout à la face, au cou, à la nuque, que leur ressemblance avec les pustules de variole a fait assez justement nommer *acné varioliforme.* D'après quelques auteurs, Caillault, en particulier, cette pustule serait produite par un parasite animal, le *demodex.* Je dois avouer que, malgré des recherches attentives, je n'ai jamais trouvé ce parasite chez ces enfants et que, par conséquent, je ne puis considérer cette variété d'acné comme une maladie parasitaire.

Parmi toutes les maladies produites par des parasites animaux, la plus fréquente chez l'enfant est sans contredit l'*impétigo pedicularis.* J'en ai traité, en effet, 381 cas, sans parler de ceux qui se sont présentés à la consultation gratuite. Cette affection doit donc m'arrêter quelques instants.

On ne saurait trop s'élever contre ce préjugé populaire :

« les poux sont la santé des enfants ; » car l'existence de ces parasites peut non-seulement donner lieu à des éruptions du cuir chevelu, mais encore réagir sur la santé générale.

Il est difficile de dire dans quel état se présentent, à l'Antiquaille, les pauvres petits malades ; la face pâle, la tête recouverte d'un bonnet qui cache la chevelure où les pediculi pullulent par milliers, ils font peine à voir ; malgré eux ils cherchent à soulager un prurit incessant, qui souvent empêche le sommeil. Heureusement le traitement est aussi simple que la guérison est rapide. Quel que soit l'état de l'enfant, l'ancienneté de l'affection, sa généralisation, il ne faut pas tenir compte des craintes des parents qui redoutent une guérison trop hâtive.

Couper les cheveux aussi ras que possible, détacher les croûtes au moyen de cataplasmes de farine de lin, frictionner la tête avec une pommade au sulfate de cuivre (1/30), tel est tout le traitement. En quelques jours, il guérit l'impétigo pedicularis le plus ancien ; les enfants recouvrent, avec le sommeil et l'appétit, toutes les apparences de la santé.

Le traitement général est tout à fait secondaire. C'est à tort que l'on voit trop souvent insister sur l'emploi de ces médicaments qualifiés de dépuratifs, qui ne font nullement disparaître l'éruption parasitaire. On s'expose ainsi à faire durer une affection qui n'est rien par elle-même, mais qui, si elle persiste longtemps, peut affaiblir ces pauvres enfants et devenir la cause d'accidents graves, parfois mortels.

Plusieurs fois, chez ces petits malades atteints d'impétigo pedicularis du cuir chevelu, j'ai observé une albuminurie abondante, qui en était bien la conséquence. Cette albuminurie a guéri peu à peu après la disparition de l'affection cutanée. Dans deux cas, cependant, tous les moyens employés sont restés inefficaces. La première était une jeune fille de 7 à 8 ans, entrée trois fois à l'Antiquaille, et trois fois pour un impétigo pedicularis du cuir chevelu. Chaque fois elle est sortie guérie de son impétigo, mais améliorée seulement de son albuminurie. L'autre, venue de Saint-Étienne, avait 16 ans ; elle entra à l'Antiquaille pour un impétigo pedicularis horrible à voir. Sa santé était profondément altérée, et les urines renfermaient une grande quantité d'albumine. Le lendemain de son entrée se manifesta une complication aussi soudaine qu'imprévue : elle fut prise tout à coup, pendant la nuit, de suffocation, et elle succomba à un œdème de la glotte avant qu'on ait pu lui porter secours.

D'autres conséquences éloignées de ces impétigos longtemps persistants, ce sont des abcès, des ulcérations, des végétations du cuir chevelu, et après elles, une alopécie partielle qui peut être irrémédiable.

Cet impétigo pedicularis a été longtemps rangé dans la classe des teignes, et sa guérison rapide a fait le succès des empiriques auprès du vulgaire, pour qui toutes les affections du cuir chevelu sont absolument identiques. Mais les véritables teignes sont bien autrement rebelles au traitement.

La dénomination de *teigne* a été donnée au début à toutes les affections du cuir chevelu, comme on donnait le nom de *dartre* à celles du tronc ; plus tard on réserva le nom de teigne à certaines affections corrodant le cuir chevelu, par analogie avec l'insecte qui ronge les étoffes.

Aujourd'hui, ce nom est exclusivement réservé aux affections du cuir chevelu produites par un parasite végétal. C'est à Bazin que revient l'honneur d'avoir simplifié leur étude. S'il n'a pas découvert les parasites végétaux, il a du moins attiré l'attention sur eux. Pour lui, il existe trois teignes tirant leur existence de trois parasites différents ; ce sont : l'achorion pour le *favus*, le trichophyton tonsurant pour l'*herpès tonsurant*, et le microsporon Audouini pour la *pelade*.

Que le favus et l'herpès tonsurant soient la conséquence d'un parasite végétal, cela ne peut faire l'objet d'aucun doute, mais il n'en est pas ainsi pour la PELADE. Les considérations et les faits que j'ai exposés dans un mémoire encore récent m'ont permis d'affirmer que cette affection n'est point de nature parasitaire, comme le pense Bazin et son école, mais qu'elle est, comme l'a dit Hebra, la conséquence de troubles encore mal connus de l'innervation.

C'est en me basant sur ces nouvelles données étiologiques que j'ai pu instituer un traitement nouveau, qui m'a donné d'excellents résultats. Ce traitement est fort simple. Il consiste à appliquer sur les régions malades des rondelles d'amadou imprégnées d'huile de croton. Cette substance agit particulièrement sur les follicules pileux, les irrite, les enflamme, et réveille ainsi leur nutrition en stimulant les fonctions des rameaux nerveux. Mais c'est assez insister ; j'ai fait connaître ailleurs mes idées sur cette fausse teigne.

Le *favus* et l'*herpès tonsurant*, les deux seules teignes vraiment dignes de ce nom, sont beaucoup plus fréquentes que la *pelade* ; aussi devrai-je en parler plus longuement.

Traité à l'Antiquaille avec un grand succès depuis Baumès, le *favus* a contribué pour une large part à faire connaître au loin cet hospice.

La teigne faveuse est très-commune chez les enfants. J'ai eu, en effet, à en traiter 472 cas ; mais elle peut exister aussi chez l'adulte et même chez le vieillard ; qu'elle atteigne d'ailleurs le très-jeune enfant ou le vieillard, elle se montre toujours avec les mêmes caractères.

Le cuir chevelu n'est pas le siége exclusif du favus; on l'observe fort souvent en différentes régions de la surface cutanée. Mais alors la forme que revêt l'affection n'est pas absolument identique. Ce ne sont pas toujours des croûtes disposées en godets, mais bien souvent des plaques érythémateuses de dimensions variables, avec de petits furfures à la surface. Je l'ai rencontré ainsi 28 fois chez des enfants atteints de favus du cuir chevelu. L'affection de la tête s'était propagée à la peau par inoculation accidentelle. C'est également sous forme de plaques érythémateuses qu'il se montre le plus souvent, 9 fois sur 10, lorsqu'on l'inocule expérimentalement sur la peau des membres, ainsi que l'a indiqué Bazin (1) et que je l'ai constaté moi-même. Le favus peut, d'ailleurs, apparaître sur le tronc ou les membres, alors même qu'il n'existe point sur le cuir chevelu; dans ces cas, on est exposé à des erreurs de diagnostic. Ces plaques érythémateuses sont circinées (2), leur périphérie est bordée de petites vésicules ou de petites croûtes, tandis que le centre paraît de prime abord à peine malade, et de plus elles sont très-prurigineuses. Or ce sont là des caractères qui peuvent faire croire à un herpès circiné; dès lors il est nécessaire d'observer plus attentivement la marche de l'affection. Loin de guérir, le centre de la plaque érythémateuse favique se recouvre bientôt de furfures plus abondants, de petits godets se dessinent quelquefois autour des poils, et les bords perdent ordinairement leur forme circinée. L'examen microsco-

(1) Bazin, *Leçons sur les affections cutanées parasitaires*, 1862, p. 59.

(2) Bazin, *loc. cit.*, p. 15.

pique peut, du reste, faciliter le diagnostic en faisant reconnaître la nature du parasite. L'étiologie elle-même peut être d'un grand secours, en permettant de retrouver le favus comme cause de l'affection.

Un de nos honorables professeurs de l'École vétérinaire, dont le nom est inséparable de l'histoire du favus, a présenté sur lui-même un exemple de cette manifestation cutanée du favus. J'ai eu moi-même l'occasion d'en observer plusieurs cas, dont l'un m'a paru plus particulièrement intéressant. Je l'ai fait dessiner pour le magnifique album de l'Antiquaille. Il s'agissait d'une jeune fille qui, griffée par un chat en jouant avec lui, eut une plaque de favus circiné de la nuque. Le chat, examiné, était atteint de favus. M. Rodet a également signalé cette forme circinée du favus de la peau chez des enfants contagionnés par un rat favique.

Je dois dire encore que le favus cutané a peu de tendance à s'étendre; souvent il guérit seul ou par de simples soins hygiéniques. Dans les cas plus rebelles, il cède rapidement à quelques badigeonnages avec la teinture d'iode.

Il est un autre siége du favus qui mérite d'être particulièrement indiqué, non pas qu'il ait été méconnu, mais au contraire parce qu'on en a exagéré la fréquence. Les enfants atteints de favus se grattent incessamment la tête, soit parce que le para site végétal détermine du prurit par lui-même, soit parce qu'il est souvent accompagné de pediculi, contrairement à l'opinion qu'a soutenue autrefois un de mes collègues, M. Hénon (1). On a pensé que la matière favique, pénétrant sous l'ongle, devait très-facilement s'inoculer dans cette région. Il n'en est rien. Le favus de l'ongle est rare, très-rare même. Sur les

(1) Hénon, *De la teigne faveuse*, 1864, Montpellier.

472 enfants que j'ai traités à l'Antiquaille, 5 seulement ont présenté cette affection unguéale, et je puis affirmer qu'aucun cas n'a passé inaperçu, car ce point de l'histoire du favus n'a cessé d'attirer mon attention.

L'étiologie du favus a été, dans ces dernières années, l'objet de recherches intéressantes, et l'école de Lyon, en la personne de M. le professeur Saint-Cyr, y a contribué pour la plus grande part. Sans vouloir entrer dans des détails historiques, je dirai qu'il est parfaitement avéré aujourd'hui que les animaux sont susceptibles de contracter le favus, et que, parmi eux le chat et le rat en sont le plus souvent affectés. Ordinairement le favus se transmet du rat au chat, et du chat à l'homme; mais l'intermédiaire du chat n'est pas indispensable. Notre collègue, M. R. Tripier, l'a prouvé expérimentalement. M. Rodet en a signalé un cas observé dans sa clientèle. Tout dernièrement encore je publiais, dans le *Journal de l'École vétérinaire de Lyon*, l'exemple d'un rat favique, qui avait transmis sa maladie à un enfant de 7 ans, en déposant des spores dans des vêtements sur lesquels on l'avait vu se promener. La mère fut elle-même contagionnée par son enfant ; l'un et l'autre avaient un favus de la peau.

Ce fait, bien prouvé, a une certaine valeur, car il est fréquent de constater l'existence d'un favus épidermique chez des sujets plus ou moins avancés en âge sans qu'on puisse remonter à la source de la contagion ; or, il y a tout lieu de croire que, dans ces cas, le favus a la même origine que chez l'enfant cité plus haut.

Une particularité m'a frappé durant mon séjour dans le service des teigneux, c'est que le favus soit si peu fréquent dans notre ville, alors que les rats faviques y sont très-nombreux, si nombreux que plusieurs de mes confrères et moimême en avons observé un grand nombre. Il existe des maisons, non pas anciennes, mais dont la construction ne remonte pas au-delà de dix à quinze ans, où tous les rats que l'on prend sont atteints de favus, et pourtant les enfants restent ordinairement indemnes. Comment expliquer ce fait? Je l'ignore. Peut-être faut-il admettre que la chevelure étant à la ville l'objet de soins plus minutieux, la propreté est le meilleur préservatif du favus.

Quoi qu'il en soit, il ressort d'une manière évidente, et en cela je suis en parfait accord avec les auteurs, que le favus s'observe, dans le plus grand nombre des cas, sur des enfants qui viennent de la campagne, et qu'il est rare de le rencontrer chez les enfants des grandes villes. On peut donc dire avec raison que le favus est la teigne des campagnes.

Si la nature parasitaire du favus, si sa puissance de contagion était encore aujourd'hui contestée, je pourrais rappeler mes expériences. Chez le chat, le chien et le rat, quel que soit d'ailleurs leur âge, j'ai toujours inoculé le favus avec succès. Ces expériences ont été rapportées dans la thèse d'un de mes anciens internes, le docteur Vincens (1). Malgré l'ancienneté de la matière favique, le résultat est le même; elle ne perd pas son pouvoir contagieux. Des débris de godets, conservés pendant une année entière dans du papier, ont produit chez un rat un favus des plus caractéristiques.

La nature parasitaire du favus étant bien démontrée, le traitement paraît simple, et il semble que l'on puisse toujours

(1) Vincens, *Recherches expérimentales sur l'herpès tonsurant chez les animaux*. Paris, 1874.

espérer une rapide guérison. Il faut détruire le parasite; mais le but est difficile à atteindre. Pour cela, il n'y a qu'un moyen, l'*épilation*. Tous les parasiticides ont une action secondaire et ne sont pas indispensables; peut-être même sont-ils inutiles, car j'ai traité comparativement des malades par l'épilation seule et par l'épilation combinée avec les parasiticides les plus recommandés, tels que le sublimé, le turbith, et je n'ai pas constaté de différence dans la durée du traitement.

Quant à la méthode d'épilation, à l'Antiquaille on a, depuis Baumès, abandonné la calotte pour les bandelettes agglutinatives, et aujourd'hui j'ai complètement remplacé l'application des bandelettes par l'épilation à la pince; car l'arrachement des bandelettes, sans être extrêmement douloureux, a quelque chose de cruel. Les cris des malades, les efforts de l'opérateur, le sang qui suinte parfois, sont un spectacle pénible. D'ailleurs, le traitement par ce procédé est plus long, l'épilation étant moins complète et, en été, les bandelettes ramollies n'étant plus agglutinatives. Faite avec soin et habileté, l'épilation à la pince est parfaite; une main exercée ne laisse échapper aucun poil malade; de telle sorte qu'avec ce mode d'épilation la durée moyenne du traitement pour un favus est actuellement de six mois à l'hospice de l'Antiquaille. Toutefois, je suis convaincu que l'on peut encore en abréger la durée par une épilation, sinon plus parfaite, au moins plus fréquente.

Comme le favus, l'HERPÈS TONSURANT forme à l'Antiquaille une partie assez importante de la population des enfants. Ainsi, pendant mes sept années, j'en ai traité 181 cas.

Jusque dans ces dernières années, les malades, atteints de teigne tonsurante étaient admis dans les mêmes salles que les scrofuleux et vivaient avec eux. Il en résultait de sérieux inconvénients. La contagion était fréquente, si bien que le nombre des herpès allait chaque jour augmentant. Il arrivait qu'un enfant, entré dans le service pour une manifestation scrofuleuse de courte durée, était un jour atteint d'herpès tonsurant et condamné ainsi à prolonger son séjour à l'Antiquaille pendant plusieurs mois, quelquefois plusieurs années.

Soumis à la juste appréciation de notre administration hospitalière, ces faits provoquèrent une importante amélioration. Sur la demande de mon prédécesseur, M. Dron, un service spécial et indépendant fut créé; mais il fut bien vite reconnu insuffisant, et il fallut construire le bâtiment où les enfants se trouvent aujourd'hui dans les meilleures conditions possibles pour leur guérison. Dès le jour où a été créé ce service spécial, les exemples de contagion ont disparu, et le nombre des herpès a rapidement diminué. Aujourd'hui, aussi, l'attention est mieux attirée sur cette teigne, éminemment contagieuse; les enfants des Providences qui, jadis, restaient longtemps sans traitement, sont conduits à l'hospice dès le début; toutefois, ils forment encore comme autrefois la plus grande partie de la population du service.

A l'encontre de ce que j'ai signalé pour le favus, les enfants atteints d'herpès tonsurant appartiennent presque tous aux grands centres de population. L'herpès tonsurant est bien la teigne des villes.

La statistique suivante, dressée dans mon service, vient à l'appui de cette opinion formulée par tous les dermatologistes qui ont étudié cette question :

STATISTIQUE.

| | Filles. | Garçons. | Total. |
|---|---|---|---|
| Providences et Orphelinats (Lyon) .. | 15 | 8 | 23 |
| Colonie d'Oullins (Lyon)........... | »» | 7 | 7 |
| Écoles diverses (Lyon)............. | 4 | 11 | 15 |
| Chez leurs parents (Lyon).......... | 2 | 9 | 11 |
| Antiquaille avant l'isolement ...... | 7 | 2 | 9 |
| Providences des environs .......... | 6 | » | 6 |
| A la campagne.................... | 1 | 1 | 2 |

Cependant, si l'on cherche quelle est l'origine du trichophyton tonsurant, c'est-à-dire du parasite végétal qui est la cause de la teigne tondante, on est surpris d'en trouver la source dans l'espèce bovine. Cette opinion, soutenue par Malherbe et Letenneur, a été confirmée depuis par les recherches de Bazin et d'autres auteurs. J'ai voulu également vérifier ces faits, et il m'a été facile de constater l'existence du trichophyton, soit sur les vaches du Parc, soit sur les animaux d'espèce bovine rassemblés à Lyon en 1870 dans la prévision d'un siége. Le trichophyton peut exister aussi dans l'espèce chevaline; Bazin l'avait soutenu, et moi-même je l'ai constaté sur un cheval du train des équipages. Celui-ci l'avait transmis à son cavalier, qui présentait un herpès circiné du bras des plus caractéristiques. Ce qui prouverait une fois de plus que l'herpès circiné et l'herpès tonsurant sont produits par un même parasite, si cette question pouvait encore aujourd'hui faire l'objet d'un doute.

Il était curieux de savoir si le chat, le chien et le rat, qui ont de nombreux rapports avec l'homme, pouvaient être atteints de trichophytie. Aussi est-ce dans ce but que j'ai entrepris les recherches que M. Vincens a publiées dans sa thèse inaugurale (1).

Chez des rats, même très-jeunes, qui contractent si facilement le favus, je n'ai jamais pu inoculer l'herpès tonsurant, quoique j'ai eu soin de varier le procédé d'inoculation. Il n'en est pas de même chez le chat, car lorsque j'ai pris la précaution d'expérimenter sur de jeunes sujets, mes inoculations ont toujours été couronnées de succès. Pour réussir, en effet, il ne faut pas choisir un chat âgé de plus de 6 mois environ, si l'on songe que la teigne tonsurante constitue pour l'homme une maladie du jeune âge et de l'adolescence.

L'herpès tonsurant peut donc naître chez le jeune chat et se manifester par les mêmes caractères que chez l'homme; toutefois, il guérit avec une bien plus grande facilité. Je l'ai constaté, et M. Lailler l'a vu comme moi chez un de ces petits animaux que j'ai soumis à son observation. Le chat, comme on le voit, est susceptible de contracter les deux teignes, tout en étant pour l'herpès un terrain moins favorable que pour le favus.

On se demande naturellement s'il peut transmettre à l'enfant le trichophyton de la même manière que l'achorion. Sur ce point, l'expérimentation n'est plus permise, il faut se contenter des faits cliniques, et j'avoue que je ne connais aucun exemple bien avéré d'herpès tonsurant ou circiné transmis du chat à l'homme. Les cas qui ont été signalés comme tels me paraissent être des exemples, non d'herpès circiné, mais de favus à forme circinée. Ce n'est donc pas à cette source que l'enfant se contagionne.

(1) Vincens, *loc. cit.*

Quant au chien, on peut, lorsqu'il est jeune, lui inoculer le trichophyton aussi facilement, plus facilement peut-être que l'achorion ; mais chez lui comme chez le chat le parasite meurt assez vite et la maladie guérit sans le secours d'aucun traitement.

Les cas d'*herpès circiné* contractés au contact d'un chien ne sont cependant pas rares, et j'en ai vu pour ma part plusieurs exemples. Mais je n'ai jamais observé d'*herpès tonsurant* reconnaissant cette origine d'une manière bien évidente. C'est pourtant sous la forme tonsurante que l'herpès existe chez le chien.

On le voit, les sources où l'enfant peut contracter l'herpès tonsurant sont diverses, mais il n'en est pas encore de parfaitement avérées. Ce que l'on sait de plus certain, c'est que cette teigne est très-contagieuse et qu'elle se transmet avec la plus grande facilité d'un enfant à un autre.

Je dois dire cependant que je n'ai jamais pu faire naître un herpès circiné sur le bras d'un enfant atteint d'herpès tonsurant. J'ai pourtant varié mes expériences, employé divers procédés, et j'ai toujours échoué, alors même que l'enfant présentait dans d'autres régions des plaques d'herpès circiné. D'autres expérimentateurs, M. Bouchard, entre autres, ayant mieux réussi, et cela sur lui-même, je ne m'explique pas mes insuccès, à moins d'admettre que l'herpès circiné trouve un terrain beaucoup plus favorable chez l'adulte que chez l'enfant.

Toutes ces expériences, quelque intéressantes qu'elles soient, n'auraient qu'un médiocre résultat si elles ne servaient à éclairer d'autres points encore obscurs de l'histoire de ces deux teignes.

On a dit que l'herpès tonsurant et le favus reconnaissent pour cause le même parasite, et que l'un n'est que le degré moins avancé de l'autre. On est même allé plus loin, et on a soutenu que le parasite végétal, cause de ces deux teignes, n'est qu'une transformation du penicillium glaucum due au terrain sur lequel il se développe. Or, les faits que j'ai signalés plus haut démontrent assez que, sur les animaux, on recueille du favus ou de l'herpès suivant qu'on a semé l'un ou l'autre, et que, par conséquent, l'achorion et le tricophyton sont deux parasites tout à fait différents. Bien plus, on a vu que le rat, capable de contracter l'un était tout à fait rebelle à l'autre. En semant chez lui un mélange de matière favique et trichophytique, on ne voit jamais se développer que du favus.

Peut-on, cependant, de telles expériences, conclure de l'animal à l'homme ?

Alors que les enfants atteints, soit de favus, soit d'herpès tonsurant, étaient traités dans les mêmes salles, j'avais pu constater plusieurs fois sur la même tête l'existence simultanée de ces deux teignes. Elles ne paraissaient pas, d'ailleurs, se modifier l'une l'autre et conservaient chacune leurs caractères spéciaux. Toutefois, j'ai pensé que si elles siégeaient au même point, il n'en serait peut-être plus de même, et que l'achorion, ayant une puissance de germination plus grande que le trichophyton, pourrait gêner le développement de ce dernier. Songeant aussi à la durée de l'herpès tonsurant, qui est souvent de plusieurs années, à sa résistance à tous les moyens préconisés, alors que le favus guérit toujours dans l'espace de six mois sous l'influence d'un traitement bien dirigé, j'ai cru qu'il y avait là une transformation à réaliser.

Les faits m'ont donné pleinement raison ; le cas était des plus favorables. L'enfant avait une plaque d'herpès tonsurant située à la pointe de l'occipital, d'un diamètre de 6 centimètres environ. Au centre, je fis une inoculation de favus, et bientôt après je vis apparaître de magnifiques godets ; j'avais alors sous les yeux un favus se développant au centre d'un herpès. Ce fait était curieux et prouvait à l'évidence la différence essentielle de l'achorion et du trichophyton. Aussi l'ai-je montré à la Société des sciences médicales et fait dessiner pour l'Album de l'Antiquaille. Mais ce qui est plus intéressant encore, c'est que peu à peu et au fur et à mesure que le favus grandissait, l'herpès disparaissait. Il n'exista bientôt plus qu'une plaque scutiforme de favus, dont quelques épilations eurent rapidement raison. L'enfant sortit complètement guéri.

Cet heureux résultat était fait pour m'encourager à de nouvelles tentatives. Sur un autre enfant atteint d'herpès tonsurant, traité sans succès depuis un certain temps, je plaçai au centre d'une des plaques trichophytiques des produits faviques. Bientôt apparurent de petits godets qui détruisirent promptement le trichophyton.

Je regrette de n'avoir pas plutôt essayé un pareil traitement. Ceux qui viendront après moi pourront juger s'il produit dans tous les cas d'aussi heureux résultats. Toutefois, il m'est bien permis de conclure que le favus et l'herpès tonsurant sont deux teignes absolument distinctes et ne sont pas des transformations plus ou moins avancées d'un même parasite. J'ai, d'ailleurs, semé tour à tour la moisissure du bois indiquée par Hallier, l'aspergillus glaucus, le penicillium glaucum, sur de jeunes animaux, et ces expériences ne m'ont jamais donné que des résultats négatifs.

Quoi qu'il en soit, l'herpès tonsurant est une teigne très-rebelle au traitement. Elle dure toujours des mois, souvent des années, surtout dans les hôpitaux, où les enfants en voie de guérison sont constamment exposés au danger d'une nouvelle contagion. Heureusement, malgré sa longue durée, cette affection n'est jamais suivie d'alopécie comme le favus. Elle disparaît spontanément lorsque les malades, arrivés à un âge plus avancé, n'offrent plus un terrain favorable au développement du parasite.

L'épilation qui guérit le favus est impraticable pour l'herpès tonsurant au moins au début, alors que les cheveux désagrégés par les spores se brisent sous la pince. Je l'ai essayée même au moyen des bandelettes et j'ai dû y renoncer. En râclant la plaque d'herpès avec un peigne fin, on produit chez les enfants autant d'effet qu'en pratiquant chez eux l'épilation. Cela est si vrai qu'on aurait vu une jeune fille guérir d'une herpès tonsurant par le frottement continuel de la tête contre l'oreiller par suite de mouvements choréiques. M. Lailler a reconnu lui aussi l'inutilité ou mieux l'impossibilité de l'épilation, car il conseille de raser les parties malades. Plus tard, quand l'affection approche de sa fin, l'épilation devient possible, mais elle n'a plus de raison d'être, et c'est à tort qu'on voudrait lui attribuer l'honneur de la guérison. Pour moi, après avoir employé toutes les substances recommandées : précipité rouge, acide chromique, calomel, glycérine, sublimé, perchlorure de fer, acide phénique, iodure de soufre, sulfate de quinine, arséniate de soude, iodo-chlorure mercureux, teinture d'iode, goudron, chlorate de potasse, sulfate de cuivre, soufre, sous-carbonate de soude, huile de cade, sulfate de fer, turbith, tannin, huile de térébenthine, iodoforme, alun, voire même le chloral que j'avais expérimenté sans succès longtemps avant M. Dujardin-Baumetz, je suis arrivé à ne faire usage que de la teinture d'iode et des préparations au turbith ou au calomel. Les substances irritantes, loin de détruire le trichophyton, en favorisent le développement ; aussi, d'accord avec Cazenave, je les proscris absolument.

J'ai dit que le cuir chevelu était chez l'enfant le lieu de prédilection pour le trichophyton, mais il n'est point son siége exclusif. Il peut encore se développer sur le tronc, la face, les membres, et en particulier au niveau des ongles et des cils. Pour ma part, je l'ai observé un grand nombre de fois sur la peau, sous forme d'herpès circiné, mais avec des caractères dignes d'être signalés. Dans presque tous les cas les enfants étaient affectés en même temps d'herpès tonsurant, de telle sorte que l'herpès circiné n'était chez eux que le résultat d'une inoculation accidentelle à la peau de la teigne tonsurante.

L'herpès circiné siégeait principalement sur le cou, la face, entre les épaules ou sur les membres supérieurs. Il se montrait le plus souvent sous la forme de plaques érythémateuses rappelant celles qui caractérisent le favus épidermique, c'est-à-dire sans vésicules apparentes, sans bourrelet circonférentiel, rouges et parsemées de furfures au centre comme à la périphérie. Quant à leurs dimensions, elles ne dépassaient pas celles d'une pièce de cinquante centimes ou d'un franc. Elles pâlissaient, s'effaçaient et disparaissaient sans traitement dans l'espace de quinze jours. D'autres fois, rarement, il est vrai, il s'agissait de véritables plaques d'herpès circiné, de la grandeur d'une pièce de deux francs dont les bords étaient rouges, saillants, vésiculeux, tandis que le centre paraissait sain. Toutefois ces plaques, comme les précédentes, avaient peu de tendance à s'étendre, et quelques badigeonnages avec la teinture d'iode suffisaient pour les guérir. Enfin, dans certains cas, la plaque d'herpès circiné, située au front ou à la nuque, était constituée par une circonférence dont la partie correspondante à la peau avait les caractères de l'herpès circiné; et celle qui empiétait sur le cuir chevelu rappelait ceux de l'herpès tonsurant. Cette disposition, d'ailleurs, déjà connue a servi à prouver que l'herpès circiné et la teigne tonsurante sont produits par un même parasite végétal.

Je n'ai jamais rencontré chez l'enfant des plaques d'herpès circiné, de plusieurs centimètres de diamètre, avec des cercles concentriques, semblables à celles que l'on voit chez l'adulte. Il me semble donc que l'enfant ne constitue pas un terrain favorable au développement de l'herpès circiné, et c'est ainsi que je crois pouvoir expliquer les insuccès de mes inoculations.

La blépharite trichophytique est tellement rare chez l'enfant que je n'en ai rencontré aucun cas, même chez ceux qui étaient affectés d'herpès tonsurant depuis plusieurs années.

Par contre, j'ai eu à traiter cinq cas d'onychomycosis trichophytique dont un seul s'était développé indépendamment de la teigne tonsurante, ce qui me conduit à admettre que l'herpès unguéale est plus fréquent que le favus de cette même région. Enfin, comme sur ces cinq malades, il y a quatre filles, il semble que cette affection est plus fréquente chez elles que chez les garçons.

Le trichophyton se développe aux dépens de la substance cornée de l'ongle, qu'il dissocie et réduit à l'état de simple lame papyracée. C'est en râclant les débris de l'ongle que l'on trouve le parasite. Le microscope fait découvrir non-seulement des spores, mais des tubes de mycélium en grand nombre. On peut se convaincre ainsi que certains auteurs ont eu tort d'écrire que le trichophyton n'était constitué que par des spores et ne renfermait pas de mycélium. Mycélium, tubes sporophores se rencontrent dans l'herpès circiné et unguéal comme dans le favus, mais en moins grande abondance.

L'onychomycosis trichophytique est difficile à guérir ; il nécessite l'ablation de l'ongle. Quelquefois même le parasite reparaît avec l'ongle nouveau, comme pour les cheveux après l'épilation. On est alors obligé de recourir à une deuxième opération. L'ongle enlevé, on badigeonne la surface onguéale avec la teinture d'iode, et cela pendant plusieurs jours de suite, puis on fait des onctions avec une pommade au turbith ou au calomel.

En terminant ces quelques considérations sur les teignes, je ferai observer que les enfants atteints de favus, venant presque tous des environs ou des départements voisins, ne réunissent pas les conditions d'admissibilité qu'impose actuellement le règlement de l'Antiquaille. Dès lors ils constituent non-seulement des foyers de contagion, et les exemples en sont nombreux, mais encore ils sont exposés à avoir plus tard une alopécie incurable que leur aurait épargné un traitement bien dirigé. Il importe donc que ces petits malades soient admis librement à l'Antiquaille, et il vous appartient, Messieurs les administrateurs, de leur rendre l'accès de cet hospice plus facile. Or, je ne doute point que vos sentiments généreux d'humanité ne vous portent à modifier le règlement en leur faveur.

Quant aux enfants affectés d'herpès tonsurant, ils appartiennent, en général, tous à notre ville. Aussi leur admission n'offre-t-elle aucune difficulté. Toutefois, en présence de la durée de cette teigne et de sa fréquence dans les Providences, ainsi que dans les écoles, il est à désirer que l'Administration supérieure exerce une surveillance plus active et plus régulière encore sur tous les établissements d'enfants. On pourra ainsi empêcher l'extension et sinon obtenir l'extinction de l'herpès tonsurant, tout au moins, en diminuer le nombre des cas.

## III.

Je ne voudrais pas insister davantage sur l'histoire des maladies cutanées, cependant je tiens à dire quelques mots de l'influence des fièvres éruptives sur ces affections. C'est à peu près exclusivement chez les enfants que l'on peut étudier cette question qui est vraiment pleine d'intérêt.

Lorsqu'un enfant atteint de psoriasis, par exemple, contracte une variole, une rougeole, une scarlatine, on se demande de suite ce que va devenir l'affection dartreuse pendant ou après la maladie intercurrente. De même pour les affections parasitaires, il est curieux de savoir s'il y a lieu d'espérer la mort du parasite sous l'influence de la fièvre éruptive.

Plusieurs auteurs ont publié sur ce point des documents importants. Chausit, pour n'en citer qu'un, a laissé sur ce sujet des observations pleines de justesse. Mais je ne veux pas les rapporter ici ; qu'il me suffise de dire, en quelques mots, ce que j'ai pu constater moi-même pendant mon séjour dans le service des enfants.

Pour les maladies parasitaires, et en particulier pour les teignes, il est plus facile, depuis qu'on connaît leur nature, d'interpréter avec justesse les faits cliniques.

Que devient le parasite végétal, achorion ou trichophyton, lorsque le cuir chevelu est envahi par un érysipèle, par la variole, la rougeole ou la scarlatine ? La température plus élevée en favorisera-t-elle le développement, ou bien le terrain sur lequel il vit, profondément modifié, ne lui fournira-t-il plus les éléments nécessaires à sa nutrition ? *A priori*, il est difficile de le dire ; mais avec des faits cliniques, la réponse est facile.

Le parasite sommeille pendant le cours de la maladie intercurrente, puis il reprend son activité dès que le malade revient à la santé. Il en a été ainsi dans tous les cas que j'ai observés et dont le nombre est indiqué dans le tableau suivant :

*Statistique des fièvres éruptives survenues chez les enfants atteints de favus ou d'herpès tonsurant.*

| | FAVUS. | HERPÈS TONSURANT. |
|---|---|---|
| Rougeole | 13 | 11 |
| Variole | 1 | 1 |
| Varioloïde | 6 | 2 |
| Varicelle | 2 | 7 |
| Scarlatine | 2 | 1 |
| Erysipèle | 3 | 2 |

Je ne sais comment expliquer le fait signalé par M. Luton (1), dans lequel il s'agit d'une variole qui aurait guéri une teigne faveuse. Que celle-ci ait temporairement disparu, je le conçois, mais que la guérison ait été définitive, je ne puis le comprendre. Les spores qui pénètrent dans le follicule pileux n'ont pu disparaître ou être détruites, car on sait leur résistance ; elles ont dû reprendre leur activité lorsque le terrain est redevenu favorable. Si non, probablement quand est survenue la variole, le favus était déjà en voie de guérison.

A l'encontre de la manière de voir de M. Luton, je puis citer l'exemple d'une jeune fille de 16 ans atteinte de favus ; à chaque époque menstruelle, elle souffrait d'un érysipèle de la face et du cuir chevelu, et chaque fois son favus restait stationnaire pendant quelques jours, les godets se détachaient. Mais, malgré une desquamation lamelleuse abondante, les godets apparaissaient de nouveau dès que l'érysipèle avait disparu.

A mon avis, ces exanthèmes fébriles agissent sur le parasite moins en modifiant la surface cutanée que l'économie tout entière. Ce qui le prouve jusqu'à l'évidence, c'est que les pyrexies, les inflammations des organes internes telles que la pleurésie, la pneumonie, produisent des effets identiques.

Sur les maladies cutanées non parasitaires, les fièvres éruptives provoquent également une amélioration temporaire, mais non une guérison définitive. Joliet cependant a signalé, ce que je n'ai jamais vu, la disparition d'un eczéma chronique après une fièvre éruptive. En revanche, Chausit a constaté l'apparition d'un psoriasis à la suite d'une variole.

(1) *Union Médicale*, 1874, t. I, p. 910.

Ce fait ne me surprend pas, car je pourrais citer plusieurs exemples de malades atteints de syphilis chez lesquels cette maladie a déterminé l'apparition d'un psoriasis ou d'un eczéma. Je me réserve de m'étendre plus longuement ailleurs sur cette question.

Voici l'énumération des fièvres éruptives en rapport avec les maladies cutanées que j'ai eu l'occasion d'observer.

*Statistique des fièvres éruptives survenues chez les enfants atteints d'affections cutanées non parasitaires.*

| | Ichthyose | Eczéma | Impetigo | Psoriasis | Rupia | Prurigo | Ecthyma |
|---|---|---|---|---|---|---|---|
| Rougeole . | » | 1 | 4 | 2 | » | » | » |
| Variole . . . | » | » | » | 1 | 1 | » | » |
| Varicelle. . | » | 1 | 1 | » | » | » | » |
| Varioloïde. | » | » | » | » | » | 1 | 1 |
| Scarlatine. | 1 | » | » | 1 | » | » | » |

L'action des fièvres éruptives sur les diverses maladies cutanées a toujours été identique. Toujours j'ai vu, comme je l'ai dit, une amélioration temporaire, mais pas de guérison définitive.

Chose curieuse, cette action des fièvres éruptives se fait sentir même sur l'ichthyose que l'on considère plutôt comme une malformation que comme une maladie. L'observation unique que j'ai rencontrée mérite d'être sommairement rapportée.

Une jeune fille âgée de 12 ans, atteinte d'ichthyose depuis sa naissance, contracte une scarlatine des plus graves. L'éruption est confluente et la fièvre très-intense. A ce moment, toute trace d'ichthyose a disparu, si bien qu'on peut espérer que la maladie intercurrente apportera peut-être un changement définitif dans l'état de la peau. Malheureusement, pendant la convalescence, la peau loin de rester lisse et souple devient rugueuse, fendillée et reprend ses premiers caractères. Dans ce cas, comme dans ceux que j'ai cités, la guérison n'avait été qu'apparente et l'amélioration transitoire.

MESSIEURS LES ADMINISTRATEURS,

Je ne puis terminer ce compte rendu sans être auprès de vous l'interprète de ces jeunes malades que je quitte avec un bien vif regret. Laissez-moi vous remercier en leur nom des améliorations nombreuses et importantes que, durant mon passage, vous avez introduites dans leur service.

Il en est une, surtout, dont je suis heureux d'avoir été le promoteur et qui restera comme une des preuves des sentiments élevés que vous apportez dans la direction des hospices. Non contents de guérir les enfants de la classe ouvrière, vous avez voulu en même temps les instruire. Aujourd'hui vous devez être fiers des résultats obtenus, car plus d'un enfant sait lire et écrire, grâce à l'enseignement qu'il a reçu pendant son passage à l'Antiquaille.

L'intérêt des malades ne vous a point fait négliger celui des élèves ; et d'ailleurs ces intérêts ne sont-ils pas solidaires ? Quand les affections du cuir chevelu seront mieux connues, leur guérison ne sera-t-elle pas plus rapide et la contagion moins fréquente ? Malheureusement leur étude, qui ne peut se faire avec fruit qu'au lit du malade, est nécessairement négligée en dehors de l'Antiquaille. Aussi ne faut-il point s'étonner si ces affections sont souvent méconnues par des hommes de grand mérite. J'ai cherché à combler cette lacune, en faisant servir à l'instruction des élèves les maladies nombreuses et diverses du cuir chevelu que l'on observe dans le service des enfants.

Vous m'avez permis, Messieurs, d'ouvrir un cours de clinique sur les maladies du cuir chevelu, et l'empressement avec lequel il a été suivi, vous a prouvé qu'un tel enseignement est nécessaire et qu'il est appelé à rendre les plus grands services. Je ne doute pas que mon successeur ne demande et n'obtienne, lui aussi, l'autorisation de continuer ce cours.

C'est une satisfaction bien douce que de partager avec les élèves le fruit de son expérience, et j'avoue que je suis heureux de pouvoir, dans une autre enceinte, leur continuer mes leçons. Là, je n'inaugurerai pas un enseignement ; ma tâche sera bien autrement périlleuse. Il n'est pas facile d'atteindre à la hauteur des maîtres illustres qui m'ont précédé ; puissé-je dignement marcher sur leurs traces.

Vous m'aiderez, MM. les administrateurs, en créant une salle de clinique où les élèves pourront observer les malades et s'instruire, en voyant plus encore qu'en écoutant.

Vous m'aiderez, en publiant ce riche Album, dû en partie au pinceau habile de M. Guy, un de nos peintres lyonnais les plus distingués, Album où sont entassés de précieux documents qui ne profitent qu'à un petit nombre et pourraient être utiles à tous.

Vous m'aiderez, enfin, en enrichissant la bibliothèque de l'Antiquaille qui, depuis bien des années, ne reçoit que de rares ouvrages.

Comptant sur votre appui, j'accepte la lourde responsabilité qui pèse sur le chirurgien-major.

D'ailleurs, j'ai confiance en voyant auprès de moi, et mon prédécesseur M. Dron, dont les conseils éclairés ne m'ont jamais fait défaut, et mon successeur, M. Aubert, qui n'est pas seulement pour moi un collègue, mais encore un ami d'internat, et, à côté d'eux, MM. les internes, ces aides dévoués dont le concours m'est précieux.

Je n'en excepte point le concours de ces auxiliaires d'un autre ordre, dont j'ai pu déjà, pendant sept ans, apprécier le dévoûment, qui est au-dessus de tout éloge.

www.ingramcontent.com/pod-product-compliance
Ingram Content Group UK Ltd.
Pitfield, Milton Keynes, MK11 3LW, UK
UKHW020323220726
13923UKWH00003B/1341